W0333067

Simone Specht

Homöopathie für Katzen

Extra: mit Bachblüten

Ulmer

Inhalt

Vorwort

Sie haben eine Katze? Oder sind dabei, sich eine Katze zuzulegen? Sicherlich, denn sonst hätten Sie jetzt dieses Büchlein nicht in der Hand.
Dann wissen Sie, dass Katzen etwas ganz Besonderes sind – man kann sie mit anderen Haustieren nicht vergleichen, sie sind unvergleichliche kleine Persönlichkeiten. Und natürlich machen sie uns die größte Freude, wenn sie gesund sind. Dieses Buch soll Ihnen eine Hilfe dabei sein, Ihre Katze mit Homöopathie und Bachblüten zu behandeln. Das Buch erhebt keinen Anspruch auf Vollständigkeit. Es stützt sich in der Mittel- und Potenzwahl auf bewährte Indikationen, die auch vom Laien angewendet werden können. Natürlich sind die Erfahrungen, die hier aufgezeichnet sind, rein subjektiver Natur. **Dieses Buch kann keinesfalls den Tierarzt oder Tierheilpraktiker ersetzen, es ist keine Materia Medica und auch kein Repertorium.**
Katzen reagieren besonders gut auf feinstoffliche Behandlungsmethoden, da sie sehr ursprünglich und sensibel sind. Versuchen Sie es, Sie werden merken, wie gut Bachblüten und Homöopathie wirken! Dieses Nachschlagewerk soll Ihnen als Hilfestellung dienen.
Bei schweren Erkrankungen, Unfällen oder wenn Sie hinsichtlich der Erkrankung unsicher sind, nehmen Sie bitte fachkundige Hilfe in Anspruch (Tierarzt und/oder Tierheilpraktiker).
Ich wünsche Ihnen viel Erfolg mit der überragenden Heilkraft der Homöopathie. Es ist gut, Vertrauen zu haben und dennoch seine Grenzen zu kennen. Ihre Katze wird es Ihnen in ihrer ganz eigenen Art und Weise danken.

▷ Dank

Natürlich war mir unsere Katze „Socke“ eine große Hilfe bei der Erstellung des Buches. Sie wärmte mir den Schreibtischstuhl vor und gelegentlich durfte ich mich auch darauf setzen, wenn sie keine Lust mehr hatte dort zu liegen. Sie kontrollierte die Funktionsfähigkeit des Keyboards und Frauchens Computerkenntnisse, indem sie beim Laufen über den Schreibtisch einige geheimnisvolle Tastenkombinationen aktivierte, die ich noch nicht kannte. In Kreativitätskrisen unterstützte sie mich durch gemütliches Schnurren „was soll der ganze Stress?“ oder indem sie beleidigt aus dem Zimmer ging, weil mit Frauchen mal wieder nichts anzufangen war. Alles in allem wäre dieses Buch ohne die fachkundige Hilfe von „Socke“ sicher niemals zustande gekommen. Danke!

Antworten auf die häufigsten Fragen

▷ Was ist eigentlich Homöopathie?

Homöopathische Mittel werden aus Pflanzen, Mineralien und Tieren gewonnen. So werden homöopathische Arzneien zum Beispiel aus dem Gift der Biene oder Wespe oder auch aus Chemikalien (E 605) oder Energiequellen (XRay) hergestellt! Durch Anwendung neuer chemischer Substanzen wird es auch immer wieder neue homöopathische Mittel geben.
Das eigentliche System der modernen Homöopathie wurde erst Anfang des 19. Jahrhunderts durch den deutschen Arzt Christian Friedrich Samuel Hahnemann (1755 bis 1843) eingeführt. Als er bei der Übersetzung eines medizinischen Fachbuches von Cullen auf die Erklärung der Behandlung des Wechselfiebers durch Chinarinde stieß, stimmte er dem nicht zu. Kurzerhand und mutig prüfte er die Wirkung im Selbstversuch: Als er das Medikament in kleinen Dosen einnahm, stellte er fest, dass er Symptome wie ein Malariakranker bekam, allerdings ohne Fieber. Nach dem Absetzen der Gaben verschwanden die Symptome. Daraus schloss er, dass die Eigenschaft von Chinarinde, Malariasymptome zu lindern, damit zusammenhängt, dass sie diese an einem Gesunden hervorrufen kann. Er nannte dieses Phänomen „Homöopathische Wirkung". Das bedeutet, dass eine Substanz, die bei einem Gesunden eine Krankheit hervorruft, bei einem Kranken Heilung erzeugen kann.

> Homöopathie ist eine alternative Behandlungsform, die davon ausgeht, dass jede Substanz, die Krankheitssymptome hervorruft, eine Symptomatik mit genau diesen Merkmalen auch heilen kann.

▷ Was ist ein homöopathisches Arzneimittel?

Ein homöopathisches Arzneimittel wird aus den oben genannten Substanzen (pflanzlich, mineralisch oder tierisch) nach einem von Hahnemann genau beschriebenen Verfahren hergestellt. Homöopathische Mittel sind Arzneimittel und werden von Spezialisten nach dem Hahnemannschen Verfahren hergestellt. Da es sich um ein wissenschaftliches Verfahren handelt, sollten nur homöopathische Mittel verwendet werden, die von einem entsprechenden Spezialisten hergestellt und gekennzeichnet worden sind. Homöopathische Mittel sind Arzneimittel nach dem Arzneimittelgesetz und unterliegen deshalb entsprechenden Gesetzen (siehe §§2, 38, 39 AMG). Einige wenige homöopathische Arzneimittel sind durch ihre geringe Verdünnungsstufe verschreibungspflichtig, die meisten sind apothekenpflichtig.

▷ Wie wirkt ein homöopathisches Arzneimittel?

Homöopathie ist eine Form der **Regulationsmedizin**. Sie scheint (die Wirkung der Homöopathie ist umstritten, da bisher kein anerkannter Beweis dafür erbracht werden konnte) auf körpereigene Regelmechanismen zu wirken. Jeder gesunde Organismus besitzt diese Regelmechanismen. Sie greifen bei der kleinsten Veränderung im Körper ein und regulieren das Ungleichgewicht. Ist Ihre Katze an Körper oder Psyche erkrankt, funktionieren diese Regelmechanismen nicht mehr richtig. Eine selbstständige Gegenregulation kann nicht mehr stattfinden. Die Gabe des richtigen homöopathischen Mittels setzt einen Reiz, um diese **körpereigenen Selbstheilungsmechanismen** wieder in Gang zu setzen. Der Körper der Katze wird auf diese Weise dazu gebracht, die eigenen Kräfte zu aktivieren und so den Heilungsprozess in Gang zu bringen.
Katzen sind aufgrund ihrer Feinfühligkeit sehr empfänglich für alle Formen der Regulationsmedizin. Sie reagieren besonders gut auf Homöopathie.

▷ Wie finde ich das richtige Mittel?

Kernstück der homöopathischen Behandlung ist das Auffinden des richtigen Mittels. Anders als in der Schulmedizin gibt es nicht „das“ Mittel für z.B. Augenentzündung oder Durchfall, es gibt verschiedene Mittel. Die Auswahl des Mittels richtet sich nach dem Ähnlichkeitsprinzip *„Heile Ähnliches mit Ähnlichem!“* (Simile). In diesem Buch werden die Mittel in kurzen Stichworten beschrieben. Um herauszufinden, welches das richtige Mittel für die Erkrankung Ihrer Katze ist, müssen Sie die Symptome mit der Arzneimittelbeschreibung vergleichen. Dazu ist es natürlich erforderlich, sich mit dem Krankheitsbild der Katze intensiv vertraut zu machen. Vergleichen Sie dann die Symptome Ihrer Katze mit den geschilderten Arzneimittelbildern. Welches Mittel passt am besten (möglichst deckungsgleich) zu den Symptomen?

Praxistipp: Vergleichen Sie die Symptome Ihrer Katze mit den Arzneimittelbeschreibungen: So finden Sie das Mittel, das mit den Symptomen am besten übereinstimmt.

▷ Was sind Nosoden?

Nosoden sind homöopathische Präparate, die aus Mikrobenkulturen, Viren, Sekreten oder Ausscheidungen mit Krankheitserregern gewonnen werden.

▷ Was ist das Geheimnis der Potenzen?

Homöopathische Mittel sind hinter ihrem Namen mit geheimnisvollen Kürzeln wie D6 oder C30 versehen. Diese Angaben benennen die Stufe der sogenannten **Potenz**. Als Potenzieren (von potentia = lat. die Kraft) bezeichnet man das Verdünnungs- bzw. Dynamisierungsverfahren, mit dem homöopathische Mittel ihre schonende besondere Wirksamkeit erhalten, die die des Ausgangsstoffes übersteigt. Die Ursubstanz des entsprechenden Mittels wird durch Verdünnen und Verschütteln bzw. Verreiben aufgearbeitet und erhält so ihre starke Wirksamkeit.
Die **Ziffer** bezeichnet die Anzahl der Verschüttelungs- bzw. Verreibungsschritte; der **Buchstabe** die Verdünnung: 1:10 (D-Potenzen), 1:100 (C-Potenzen) oder 1:50 000 (LM- oder Q-Potenzen).
Man unterscheidet tiefe, mittlere und hohe Potenzen. Je höher die Potenz, desto genauer müssen Krankheitszeichen und Typologie mit der Arzneimittelbeschreibung übereinstimmen.
Als **tiefe Potenzen** bezeichnet man Potenzen von 1 bis 6, als **mittlere Potenzen** 6 bis 30 und als **hohe Potenzen** alle über 30. Je höher der Potenzierungsgrad, desto weniger von der Ursubstanz ist im Mittel enthalten. Mit der Höhe der Potenz steigert sich die **Tiefenwirksamkeit** des Mittels. Je höher die Potenz, desto seltenere Gaben werden verabreicht. Katzen reagieren sehr gut auf hohe Potenzen, da sie sehr feinfühlig und ursprünglich sind. Insbesondere bei psychischen Problemen helfen hohe Potenzen besonders gut, da sie tief in das psychische und physische System des Tieres eindringen können.

Buchstabe und Ziffer nach dem Namen des homöopathischen Mittels bezeichnen die Verdünnung und Dynamisierung der Ursubstanz nach einem speziellen Verfahren. Je höher die Zahl, desto höher die Potenz. Höhere Potenzen verlangen seltenere Gaben und eine genauere Übereinstimmung des Simile.

▷ Wie dosiere ich richtig?

Homöopathische Arzneimittel werden in verschiedenen Darreichungsformen angeboten. Die gängigsten Darreichungsformen homöopathischer Arzneimittel sind:
- Globuli (kleine Zuckerkügelchen, die mit der Dilution des homöopathischen Mittels befeuchtet werden),
- Tabletten,
- Tropfen,
- Ampullen und Injektionslösungen.

Dosierung bei der Katze:

Darreichungsform	erwachsenes Tier	Jungtier
Globuli	5	3
Tabletten	1	1/2
Tropfen	5	3
Injektion	1–2 ml	0,5–1 ml

Homöopathische Mittel werden so lange verabreicht, bis der Zustand sich bessert und die Krankheit überwunden ist. Dann wird das Mittel sofort abgesetzt! Ein über die Gesundung hinaus verabreichtes Mittel kann den Zustand wieder verschlechtern!
Die **Gabehäufigkeit** hängt von der Potenz ab und ist bei der jeweiligen Mittelbeschreibung erwähnt. In akuten Notfällen werden häufige Gaben verabreicht. Man kann alle 10 Minuten eine Dosis eingeben (nicht bei Injektionen), um die homöopathische Wirkung zu steigern. Maximal sollten 10 Gaben in diesen kurzen Abständen verabreicht werden.

▷ Wie verabreiche ich die Mittel korrekt?

Bei Katzen ist die Verabreichung der homöopathischen Mittel manchmal etwas schwierig. So gut sie auf Homöopathie reagieren, so kompliziert kann die Eingabe werden.
Schaffen Sie eine für die Katze angenehme Atmosphäre und setzen Sie sie nicht unter Druck, denn sonst wird sie sich sicherlich wehren. Nehmen Sie sich Zeit, streicheln Sie Ihr Tier und reden ihm gut zu. Das Wichtigste ist, keinen Stress zu verbreiten, sondern die ganze Prozedur (wie auch andere Reinigungs- und Versorgungsprozeduren) positiv zu belegen.
Homöopathische Mittel werden von Tieren allgemein gut angenommen. Leider haben viele Katzen schon schlechte Erfahrungen mit der Verabreichung von Arzneimitteln gemacht, sodass man viel Geduld und Ruhe braucht, um Stress zu vermeiden.
Globuli: Der Katze werden Globuli möglichst direkt ins Mäulchen eingegeben. Am besten, Sie legen die Globuli auf einen Plastiklöffel und lassen sie in das Katzenmaul hineinkullern. Da die Globuli mit Dilution befeuchtet und dann getrocknet werden, ist der Wirkstoff auf den Zuckerkügelchen sehr empfindlich. Globuli sollten mit möglichst wenig Berührung eingegeben werden, weil jeder Kontakt zu einem Abrieb des Wirkstoffs führt. Im Zweifel ist die Gabe mit der Hand aber besser als gar keine Gabe.
Selbst wenn die Katze die Globuli wieder ausspuckt: Eine Verweildauer von ca. 15 Sekunden reicht aus, den Wirkstoff auf die Maulschleimhaut zu transportieren. Was die Katze ausspuckt, ist dann nur noch das Zuckerkügelchen.
Wenn Ihnen diese Eingabe nicht gelingt, können Sie die Globuli mit etwas Quellwasser oder gefiltertem Wasser auflösen und dann per Maulspritze eingeben. Wenn das auch nicht klappt, können Sie die Globulilösung auch der Katze auf die Pfötchen träufeln, damit sie sie beim Putzen ableckt.
Globuli sollten wenn möglich nicht mit Futter eingegeben werden. Sollte aber keine direkte Eingabe gelingen, können Sie die Kügelchen in einem Leckerli oder dem Lieblingsfutter verstecken.
Globuli, die man in der Hand hatte oder die heruntergefallen sind, bitte wegwerfen und nicht zurück in das Fläschchen geben!
Tabletten: Tabletten werden der Katze direkt als Tablette oder in etwas Wasser aufgelöst per Maulspritze eingegeben. Sie können die Tablette auch kleinreiben und pulverisieren und dann mit einem Plastiklöffel eingeben. Die meisten Katzen mögen Tabletten nicht besonders gern und spucken sie

wieder aus. Die aufgelöste oder pulverisierte Variante ist deshalb praktikabler. Eine kurze Verweildauer im Maul reicht bei Tabletten leider nicht aus, da der Wirkstoff eingepresst ist.
Sie können die Tabletten, wenn es gar nicht anders geht, auch aufgelöst mit dem Futter verabreichen. Dabei empfiehlt sich eine Futtersorte mit deutlichem Eigengeschmack oder das absolute Lieblingsfutter, da die aufgelösten Tabletten einen (geringen, aber nicht unangenehmen) Eigengeschmack haben.
Auch Tabletten, die das Gläschen verlassen haben, gehören nicht wieder dorthin zurück, sondern in den Abfall!
Tropfen: Homöopathische Tropfen enthalten Alkohol. Der Alkoholgehalt ist zwar gering, für eine Katze allerdings unangenehm. Tropfen sind daher für Katzen weniger geeignet.
Trotzdem ist die Eingabe von homöopathischer Arznei in flüssiger Form eine der besten Möglichkeiten. Wenn man fertige Tropfen benutzt, wird der Wirkungsgrad auch nicht durch Zugabe von Wasser verändert.
Injektionslösungen sind dazu sehr geeignet, da sie nicht auf Alkoholbasis gelöst sind. Statt sie zu spritzen, werden sie einfach als Tropfen verabreicht. Diese sind geschmacksneutral, alkoholfrei und werden auch von Katzen recht gut akzeptiert. Sie werden dann wie Tropfen dosiert. Öffnen Sie die Ampulle, ziehen Sie den Inhalt in eine Einwegspritze (ohne Nadel!) auf und dosieren Sie dann aus dieser Spritze. Bitte nicht direkt aus der Ampulle tropfen, da durch den Glasbruch winzige Scherben in die Lösung gelangen könnten.
Die Tropfen sollten direkt ins Katzenmäulchen eingegeben werden. Sollte dies nicht möglich sein, können sie auch auf ein Stückchen Trockenfutter oder Leckerli getropft werden. Oder auf die Katzenpfoten zum Ablecken beim Putzen. Wenn es gar nicht anders geht, können die Tropfen auch mit dem Futter eingegeben werden.
Injektion: Homöopathische Mittel können auch gespritzt werden. Dazu sollte man aber Erfahrung im Verabreichen von Injektionen haben. Eine Injektion wird nach Herstellerangaben in der Regel subkutan verabreicht. Injektionen können dann angebracht sein, wenn die Katze eine andere Gabe nicht akzeptiert. Injektionen sind ansonsten dem Fachmann vorbehalten!

Häufig ist es so, dass Katzen die Gabe von Globuli oder sogar Tabletten einige Male akzeptieren und dann ablehnen. Steigen Sie dann einfach auf eine flüssige Verabreichungsform um!

▷ Woran erkenne ich, ob das gewählte Mittel hilft?

Die Antwort ist eigentlich einfach: Wenn es der Katze besser geht. Eine erste Reaktion auf das richtige Mittel ist oft die **Besserung des Allgemeinzustandes**. Das Tier wird wieder munterer, Krämpfe und Schmerzen lösen sich, es frisst oder spielt wieder. Je nachdem, ob es sich um einen hochakuten Fall oder einen chronischen Zustand handelt, wird diese Reaktion schneller oder langsamer eintreten. Eine genaue Zeitangabe dazu gibt es leider nicht, da jede Katze individuell reagiert. Die Reaktionsgeschwindigkeit kann zwischen Minuten und Tagen liegen. Je akuter das Problem, desto kürzer ist die Reaktionszeit. Häufig kommt es zu einer sogenannten **homöopathischen Erstreaktion**: Die charakteristischen Krankheitssymptome verstärken sich kurzfristig, der Allgemeinzustand ist jedoch verbessert. Diese Erstreaktion ist ein sehr gutes Zeichen dafür, dass die Selbstheilungskräfte in Gang gesetzt worden sind.

▷ Was ist, wenn ...?

Wenn sich am Zustand der Katze gar nichts verbessert, kann es daran liegen, dass das **Mittel falsch gewählt** worden ist. Dann sollten Sie die Symptome nochmals genau überprüfen und das Mittel gegebenenfalls neu bestimmen. Es kann auch vorkommen, dass sich während der homöopathischen Behandlung der Zustand der Katze so verändert, dass das gewählte Mittel nicht mehr passt. Dann muss zur endgültigen Heilung ein neues Mittel bestimmt werden.

Sollten Sie aus Versehen ein **komplett falsches Mittel** verabreicht haben und Ihre Katze zeigt Symptome, die keine Erstreaktion sein können (z.B. völlig andere, neue Symptome tauchen auf, die Katze zeigt einen schlechteren Allgemeinzustand als vorher, frisst oder trinkt nicht mehr), leiten Sie bitte das Mittel wieder aus. Jedes Mittel hat bestimmte **Antidote**. Ein allgemeines Antidot ist Camphora. Mit diesem Mittel können Sie das falsche homöopathische Mittel wieder ausleiten.

Praxistipp: Camphora D6 als einmalige Gabe neutralisiert die falsche Verabreichung.

Spezial: Bachblüten für meine Katze

▷ Was ist Bachblütentherapie?

Auch die Bachblütentherapie gehört zu den naturheilkundlichen oder auch alternativen Heilmethoden und ist wie Homöopathie dem Bereich der Regulationsmedizin zuzuordnen.
Sie ist keine Unterart der Homöopathie, sondern eine völlig **eigenständige Therapieform**. Bachblütentherapie soll in diesem Büchlein trotzdem ihren Platz finden, da sie als Unterstützung bei einigen körperlichen Problemen und vor allem bei Verhaltensproblemen insbesondere bei den sehr feinfühligen Katzen große Dienste leistet.
Die Blütentherapie ist nach dem englischen Arzt und Homöopathen **Dr. Edward Bach** benannt. Edward Bach, geboren 1886 in der Nähe von Birmingham, studierte erst Medizin und arbeitete dann als „Schulmediziner". Doch schon früh erkannte er, dass nur die ganzheitliche Betrachtung des Patienten und dessen Persönlichkeit eine Behandlung erfolgreich machen. *„Behandle den Patienten, nicht seine Krankheit"*. Durch eine eigene, schwere Erkrankung fand Dr. Bach zunächst zur Homöopathie, insbesondere zur Nosodentherapie. In der Pflanzenwelt suchte er nach einer noch reineren Form der Heilmittel. Doch allein mit der Wirkung der Pflanzen war Bach nicht zufrieden.
Ein Tautropfen auf einer Blüte, der sich frühmorgens in der Sonne spiegelte, gab Dr. Bach die Eingebung zu seiner neuen Potenzierungsmethode. In diesem Tautropfen müsse die ganze Kraft der Pflanze liegen! Er stellte fest, dass der Tau der Pflanzen in der Sonne eine stärkere Wirkung hatte, als der der Pflanzen im Schatten.
So entwickelte er die sogenannte **Sonnenmethode** und die **Kochmethode**. Nach intensiver Suche und Beschäftigung mit Pflanzenheilkunde und Studien in der Natur fand Dr. Bach nach und nach 37 geeignete Pflanzen und ein spezielles Quellwasser, die er verschiedenen krankmachenden Gemütszuständen zuordnete.
Mit diesen **38 Essenzen** als in sich abgeschlossenes System heilte er die negativen psychischen Zustände, die einer schweren körperlichen Erkrankung vorausgehen. Sein Ziel war damit erreicht, er behandelte den Patienten, nicht die Krankheit.

Leider gibt es von Dr. Bach selbst keine Unterlagen zur Behandlung von Tieren, außer einer kurzen Fallstudie. Doch nach und nach erkannte man in den letzten Jahren, dass Tiere sehr gut und schneller als Menschen auf Bachblüten ansprechen. Die gedanklichen Grundsätze sind ja die gleichen: **Behandle das Tier und nicht seine Krankheit!**

▷ Wie wirken Bachblüten?

Wie Bachblüten genau wirken ist unbewiesen. Fakt ist: Sie wirken. Denn eine Placebowirkung kann man bei einer Katze ausschließen, da sie sich nicht einbilden kann, von der eingenommenen Substanz gesund zu werden.
Die Heilung durch Bachblüten setzt bei der Heilung negativer Gemütszustände an. Man geht davon aus, dass die **positive energetische Signatur** der Pflanzen durch die Aufbereitung der Blüten auf das Wasser übertragen wird. Diese positiven Muster werden der Katze zugeführt. Damit wird sie von bestehenden negativen Grundstimmungen „gereinigt" und der Körper wird in die Lage versetzt, seine **Selbstheilungsmechanismen** zu aktivieren. So kann die Katze durch positiven Einfluss gesund werden.

▷ Wie dosiere und verabreiche ich Bachblüten?

Bachblüten sind als Essenzen in den sogenannten *stockbottles*, als Globuli, als fertige Mischungen oder in Salbenform (Rescue Salbe) erhältlich.
Bachblütenmischungen: Um sich eine Bachblütenmischung herzustellen, suchen Sie die Blütenessenzen aus, die dem Zustand der Katze entsprechen. Sie können dabei bis zu sechs Blüten zusammenmischen.
Dann geben Sie 2 Tropfen oder 2 Globuli pro 10 ml Quellwasser in eine saubere Tropfflasche (erhältlich in der Apotheke). Fügen Sie das Wasser entsprechend der Größe der Tropfflasche hinzu. Es sollten nicht mehr als 30 ml sein, damit die Mischung auch ohne Zugabe von Alkohol haltbar bleibt. Eine Mischung auf Alkoholbasis ist für Katzen ungeeignet.
Sie können die Blüten auch beispielsweise in der Apotheke mischen lassen und die fertige Mischung kaufen.
Von dieser Mischung verabreichen Sie Ihrer Katze 4x täglich je 5 Tropfen (Katzenwelpen je 2 Tropfen). Am besten, Sie verabreichen die Mischung direkt ins Maul. Sollte dies nicht gelingen, können Sie der Katze die Blütenmischung auch über Futter oder Wasser anbieten. Wenn Ihre Katze das auch nicht mag, können Sie die Tropfen auch auf die Pfoten träufeln, damit die

Katze sie ableckt, oder auf den Kopf zwischen die Ohren, dort wirken sie auch über die Haut.

Bachblütenglobuli: Wie oben beschrieben, können Sie auch aus den Globuli eine Mischung herstellen. Diese ist dann gänzlich alkoholfrei. Globuli können auch direkt eingeben werden. Falls Sie schnelle Hilfe im Notfall brauchen, ist das eine gute Alternative. Ein Globulus genügt dann. Auch für Katzen, die die Einnahme der Tropfen gar nicht tolerieren, ist das eine gute Möglichkeit.

Äußerliche Anwendung: Für die äußerliche Anwendung gibt es Rescue Salbe als fertige Mischung. Diese tragen Sie nach Bedarf 2x bis 4x dünn auf die betroffene Stelle auf.

Eine Sonderstellung nimmt das Kombinationsmittel „**Rescue Remedy**“ ein – die Notfalltropfen oder -globuli unter den Bachblüten. Diese Mischung aus fünf Blüten (Cherry Plum, Clematis, Impatiens, Rock Rose, Star of Bethlehem und bei der Salbe noch Crab Apple) können Sie in verschiedenen (Not)Fällen zum Beispiel nach Unfällen oder bei Schmerzen direkt als Mischung anwenden. In Notfällen können Sie von dieser Mischung alle 10 Minuten 2 Tropfen oder Globuli direkt verabreichen. Setzen Sie Rescue Remedy zum Beispiel zur Beruhigung ein, geben Sie vor der Situation 2 bis 3 Tropfen oder Globuli und wiederholen die Gabe bei Bedarf.

▷ Kann ich Bachblütentherapie mit anderen Therapieformen kombinieren?

Bachblüten sind sehr gut sowohl mit naturheilkundlichen als auch mit schulmedizinischen Verfahren zu kombinieren. Lediglich bei der Kombination mit sehr ähnlichen Heilverfahren ist etwas Vorsicht geboten: Bei Therapieverfahren, die auf Informationsebene arbeiten – wie zum Beispiel Hochpotenzhomöopathie – bekommt die Katze unter Umständen zu viele Informationen auf einmal und ihr Körper kann dann nicht richtig reagieren. Kombinieren Sie Bachblüten nur mit tiefen und mittleren Potenzen, wenn Sie die beiden Therapieformen parallel anwenden möchten.

Sollte sich Ihre Katze in einer Therapie befinden, klären Sie den Einsatz der Bachblüten bitte mit Ihrem Therapeuten ab!

Krankheiten und ihre Behandlung

Erkrankungen des Verdauungstraktes

▷ Durchfall

Akute Durchfallerkrankung, reichlicher Absatz von Kot, schwallartige Entleerungen, stinkend. Die Katze ist schwach, der Bauch aufgetrieben. Kollernde Darmgeräusche.	**Podophyllum D6** **3 bis 5x täglich**
Die Katze ist schwach und erschöpft. Starke Entkräftung. Schaumiger, schmerzloser Durchfall. Teilweise unverdaute Nahrung im Kot. Beginnende Entwässerung.	**China D6** **4 bis 5x täglich**
Durchfall entweicht unwillkürlich. Die Katze hat keine Kontrolle über den Kotabsatz. Gallertartiger Kot mit Schleimfetzen. Hilft sehr gut bei Durchfall nach Arzneigaben!	**Aloe D6** **3x täglich**
Grünlicher, blutiger, schleimiger Stuhl. Die Katze hat starken Durst auf kaltes Wasser. Bei der Entleerung hat die Katze das Gefühl, nicht fertig zu werden und drückt stark nach. Schmerzhafter Kotabsatz. Die Symptome verschlechtern sich nachts.	**Mercurius solubilis D30** **1 bis 2x täglich** **Sparsame Wiederholungen!**
Faulig stinkender Durchfall, kleine Mengen werden abgesetzt. Durchfall nach verdorbenen Nahrungsmitteln. Die Katze ist ruhelos und verängstigt. Sie sucht Wärme. Die Hinterhand ist schwach und taumelig. Die Katze ist erschöpft und gleichzeitig rastlos. Sie trinkt häufig in kleinen Schlucken.	**Arsenicum album D30** **1 bis 2x täglich** **Sparsame Wiederholungen!**

Schmerzhafter, sprudelnder, wässriger Durchfall. Die Katze entleert sich reichlich und schwallartig. Sie ist erschöpft und kalt. Der Kreislauf ist instabil.	**Veratrum album D30** **1 bis 2x täglich** **Sparsame Wiederholungen!**
Durchfall junger Katzen, der Durchfall riecht sauer. Reste unverdauter Nahrung im Kot. Der Kot ist erst hart, dann flüssig. Kräftige Kätzchen mit aufgedunsenem Bauch und großem Kopf, die etwas phlegmatisch sind.	**Calcium carbonicum D30** **1x täglich**
Reizbare und empfindliche Katzenwelpen. Unruhe und Jämmerlichkeit. Krampfartiger Durchfall mit Bauchschmerzen. Wässrige, stinkende Entleerungen.	**Chamomilla D6** **3x täglich**

▷ Verstopfung

Die Katze versucht häufig vergeblich, Kot abzusetzen. Sie kann nur kleine Mengen absetzen. Die Kotkonsistenz ist normal, die Darmperistaltik funktioniert nicht richtig. Die Verstopfung ist durch Medikamente oder Überfressen entstanden.	**Nux vomica D6** **3x täglich**
Verstopfung mit Absatz von sehr hartem, trockenem Kot. Der Kot ist schwarz, wie verbrannt. Die Katze trinkt mehr als sonst.	**Bryonia D6** **3x täglich**
Harter, aufgetriebener Bauch. Die Katze hat keinen Drang, Kot abzusetzen. Teilweise schlüpft runder harter Kot einfach aus der Katze heraus. Die Verstopfung ist sehr hartnäckig.	**Opium D30** **Einmalig, bei Bedarf wiederholen**

Heftiger, erfolgloser Drang, Kot abzusetzen. Schlimme Form der Verstopfung. Tagelang kann kein Kot abgesetzt werden. Die Katze setzt kleine knollige Kotbällchen ab. Sie hat Bauchschmerzen.	**Alumina D6 3x täglich**
Bauchschmerzen, der Bauch ist eingezogen und hart. Der Kot ist hart und knotig. Die Katze versucht Kot abzusetzen und krampft dabei den After zusammen. Der Kot bleibt im After stecken, die Katze hat erhebliche Schmerzen dabei.	**Plumbum (metallicum) D30 Einmalig, bei Bedarf wiederholen**

Praxistipp: Bei allen Formen der Verstopfung muss neben der Therapie darauf geachtet werden, dass die Katze feuchtes oder nasses Futter bekommt. Trockenfutter deshalb weglassen oder einweichen. Wenn die Katze es akzeptiert, etwas Öl zum Futter geben.

▷ Erbrechen

Die Katze erbricht nach Überfressen oder nach dem Genuss sehr fetthaltiger oder unverträglicher Speisen. Erbrechen nach Einnahme von Medikamenten. Häufig liegt zusätzlich ein Darmproblem vor. Schleim oder Galle werden erbrochen. Die Katze muss viel würgen, bis sie endlich erbrechen kann. Sie hat keinen Durst.	**Nux vomica D6 3x täglich**
Die Katze erbricht kurze Zeit nach dem Fressen. Erbrechen von kleinen Mengen. Wasser wird wieder erbrochen. Das Tier ist trotzdem hungrig und frisst.	**Phosphorus D6 3x täglich**
Starkes und häufiges Erbrechen. Das Erbrechen bringt der Katze keine Erleichterung, sie würgt und erbricht weiter, auch wenn sie völlig entleert ist. Krämpfe und Brechdurchfälle.	**Ipecacuanha D6 3x täglich**

Die Katze ist hungrig und durstig, erbricht aber sofort alles wieder, was sie zu sich genommen hat. Sie ist nach dem Erbrechen sehr schwach. Durchfall. Starke Entkräftung und Kreislaufschwäche.	**Veratrum album D30 1 bis 2x täglich Sparsame Wiederholungen!**
Brechdurchfall. Erbrechen von Blut, Schleim und Galle. Erbrechen nach dem Genuss verdorbener Speisen. Die Katze ist ruhelos und ängstlich. Sie trinkt häufig in kleinen Mengen.	**Arsenicum album D30 1 bis 2x täglich Sparsame Wiederholungen!**

Praxistipp: Katzen erbrechen häufig Haarballen. Oder auch nicht. Dann können Magen- und Darmprobleme bis zum Darmverschluss entstehen. Damit die Haarbällchen reibungslos abgehen können, geben Sie Ihrer Katze bitte eine Malzpaste (dann können die Haare über den Darm ausgeschieden werden) und stellen Sie ihr Katzengras zur Verfügung, dann kann sie die Haare leichter erbrechen. Auch die Gabe von Nux vomica D6 erleichtert das Ausscheiden der Haarballen. Langhaarkatzen sollten regelmäßig ausgekämmt werden.

▷ Bachblüten zur Unterstützung bei chronischen Magen- und Darmerkrankungen

Aspen	Ängstliche, schreckhafte Katzen, die bei jeder Kleinigkeit flüchten. Chronische Darmerkrankungen, Durchfall.
Impatiens	Nervöse und reizbare Katzen. Meist schlanke und sehr bewegungsfreudige Tiere. Durchfall, Gastritis.
Cherry Plum	Unruhige Katzen, die zu plötzlicher Aggressivität neigen. Häufig auftretende Magenkrämpfe.

Praxistipp: Durchfall und Erbrechen sind besonders für sehr junge und sehr alte Katzen gefährlich. Sie entwässern schnell, das ist lebensgefährlich. Schnelle Abhilfe können Sie mit einer Elektrolytlösung aus der Apotheke schaffen. Bei länger als 24 Stunden anhaltenden Beschwerden bitte unbedingt zum Tierarzt oder Tierheilpraktiker. Durchfall und Erbrechen können Symptome für schwere Erkrankungen sein.

▷ Reisekrankheit

Reisekrankheit mit Übelkeit und Erbrechen. Die Katze ist schwach und möchte nicht fressen. Ihr ist schwindelig, sie ist gestresst.	**Cocculus indicus D30** **Einmalige Gabe vor der Reise, Wiederholungen bei Bedarf möglich**
Übelkeit, Magenbeschwerden. Die Katze hat Durchfall. Sie hat nach dem Abgang von Durchfall Hunger und frisst.	**Petroleum D30** **Einmalige Gabe vor der Reise, Wiederholungen bei Bedarf möglich**

▷ Bachblüten zur Unterstützung bei Reisekrankheit

Aspen	Ängstliche, schreckhafte Katzen. Die Katze miaut während der ganzen Autofahrt. Erbrechen beim Autofahren.
Scleranthus	Die Katze ist hektisch, unausgeglichen und unsicher. Ihr ist schwindelig beim Autofahren und sie erbricht.
Rescue Remedy	Angst und Panik beim Autofahren. Erbrechen.

▷ Blähungen

Der Bauch ist gebläht, Trommelbauch. Winde gehen in kleinen Mengen ab. Die Katze hat Bauchschmerzen.	**Chamomilla D6** **3x täglich**
Der Bauch ist stark aufgetrieben. Blähungskolik. Starker Abgang von stinkenden Winden. Durchfall rinnt aus dem After.	**Carbo vegetabilis D6** **3x täglich**
Das Tier ist abgemagert und aufgegast. Sofort nach jeder Mahlzeit ist der Bauch gebläht. Starker Abgang von Winden.	**Lycopodium D30** **1x täglich**
Der Bauch der Katze ist aufgebläht. Sie ist gereizt und hat Bauchschmerzen. Würgereiz. Winde gehen ab und bringen keine Erleichterung.	**Nux vomica D6** **3x täglich**
Stark aufgetriebener Bauch, kolikartige Schmerzen. Die Winde gurgeln und kollern im Darm, um dann später laut und mühsam abgegeben zu werden.	**Asa foetida D6** **3x täglich**

▷ Analbeutelverstopfung

Überproduktion von Sekret, der Analbeutel kann sich nicht entleeren. Die Katze rutscht auf dem Hinterteil und beleckt die Afterregion.	**Silicea D6** **3x täglich**
Der After ist gerötet und geschwollen, Sekret tröpfelt aus, die Katze beleckt sich häufig und heftig. Das Sekret ist eitrig.	**Hepar sulfuris D4** **3x täglich**
Schmerzhaftigkeit der Analregion. Aus den Analdrüsen tritt blutiges und eitriges Sekret aus. Die Katze beleckt sich häufig und intensiv.	**Myristica sebifera D6** **3x täglich**
Die Analregion ist stark schmerzhaft und gerötet. Die Katze leckt und rutscht häufig. Starke Absonderung von Sekret, Blut und Eiter. Stinkender Geruch. Langwierige Verstopfungen und Entzündungen der Analbeutel.	**Mercurius solubilis D10** **2x täglich**

▷ Würmer

Durchfall wechselt mit Verstopfung. Aufgetriebener, harter Blähbauch. Schwache Verdauung als Folge von Verwurmung.	**Abrotanum D6 3x täglich**
Abmagerung bei ständigem Hunger. Die Katze versucht erfolglos Kot abzusetzen, der Anus juckt. Speichelfluss. Bandwurmbefall.	**Granatum D6 3x täglich**
Die Katze ist reizbar und verdrießlich, sie hat ständig Hunger. Der Anus juckt, der Bauch ist hart und gebläht. Wurmbefall.	**Cina maritima D6 3x täglich**
Übelkeit und Erbrechen. Verwurmung.	**Kousso D6 3x täglich**

Praxistipp: Eine sofortige Abtötung der Würmer erreichen Sie mit den chemischen Präparaten des Tierarztes. Homöopathische und pflanzliche Mittel bewirken eine sogenannte Austreibung der Würmer, keine Abtötung. Die Austreibung dauert bis zu 4 Wochen.

Erkrankungen der Leber

▷ Lebererkrankungen

Leberprobleme durch Überfressen oder stark fetthaltiges Futter. Unverträglichkeit von Futtermitteln. Leberschäden durch Arzneimittel. Aufgeblähter Bauch. Die Tiere sind reizbar und empfindlich. Sie sind überempfindlich gegenüber äußeren Eindrücken.	**Nux vomica D6 3x täglich**

Akute und chronische Lebererkrankungen. Durchfall wechselt mit Verstopfung. Der Kot ist gelblich-lehmfarben. Die Schleimhäute der Katze sind gelblich verfärbt. Das Tier ist müde und niedergeschlagen. Es vermeidet jede Anstrengung.	**Chelidonium D12 1x täglich**
Erkrankungen der Leber durch Toxine, insbesondere aus schädlicher oder verdorbener Nahrung. Die Katze ist sehr unruhig. Sie bewegt die Hinterläufe merkwürdig steif. Durchfall wechselt mit Verstopfung.	**Flor de piedra D6 3x täglich**
Chronische Leberprobleme. Die Tiere sind abgemagert und aufgebläht, sie wirken älter als sie sind. Bauchschmerzen. Der Kotabsatz ist schwierig, der Kot ist hart und klein.	**Lycopodium D12 1x täglich**
Leber- und Galleprobleme. Lehmfarbener Durchfall. Hautjucken, Hautprobleme. Aufgasung. Der Urin riecht streng. Kolikartige Schmerzen im Leber- und Nierenbereich. Die Tiere sind schwach und gleichgültig.	**Berberis D12 1x täglich**

▷ Leberzirrhose

Die Katze ist matt und sehr müde bis apathisch. Durchfall wechselt mit Verstopfung. Schmerzen in der Lebergegend. Übelkeit, Würgen und Erbrechen. Gelbsucht.	**Carduus marianus D12 1x täglich**
Die Tiere sind abgemagert und aufgebläht, sie wirken älter als sie sind. Bauchschmerzen. Der Kotabsatz ist schwierig, der Kot ist hart und klein. Bauchwassersucht. Die Leber ist schmerzhaft.	**Lycopodium D12 1x täglich**

Leberschädigungen. Die Katze ist sehr unruhig und trotzdem matt. Sie bewegt die Hinterläufe merkwürdig steif. Durchfall wechselt mit Verstopfung.	**Flor de piedra D6 3x täglich**
Gefressenes und Getrunkenes werden kurz nach Einnahme wieder erbrochen. Gelbsucht. Sehr streng riechender Kot. Blähungen. Stauungsleber.	**Phosphorus D12 1x täglich**

Praxistipp: Bei einer Lebererkrankung spielt die Ernährung Ihrer Katze eine sehr wichtige Rolle. Zusätzliche Belastungen des Stoffwechsels müssen vermieden werden und die Entgiftung des Körpers muss erleichtert werden. Es gibt spezielle Leberdiätfuttermittel von verschiedenen Herstellern oder die Möglichkeit, eine Leberdiät selber zuzubereiten.

▷ Bachblüten zur Unterstützung bei Lebererkrankungen

Impatiens	Nervöse, reizbare und hektische Katzen. Die Katze ist ruhelos und hyperaktiv. Lebererkrankungen.
Olive	Die Katze ist erschöpft und ausgezehrt. Sie ist sehr kraftlos und leidet an einer Lebererkrankung.

Erkrankungen der Bauchspeicheldrüse

▷ Pankreasinsuffizienz

Die Katze leidet unter Blähungskoliken. Sie hat weichen Kot bis Durchfall. Sie frisst übermäßige Mengen und setzt sehr große Kotmengen ab. Der Kot ist hell, gelblich bis grünlich.	**Iris versicolor D6 3x täglich**

Der Appetit der Katze ist gewaltig. Sie frisst und nimmt immer mehr ab. Der Kot ist schaumig und fettig. Haut und Fell sind sehr trocken.	**Jodum C30 1x täglich**
Die Katze leidet an Durchfall und Blähungen. Sie nimmt ab und wirkt schwach. Teilnahmslosigkeit und Apathie.	**Acidum phosphoricum D12 1x täglich**

▷ Diabetes

Die Katze ist sehr durstig, trinkt viel und setzt sehr große Mengen an Urin ab. Sie wirkt schwach und nimmt ab.	**Syzygium D6 3x täglich**
Die Katze leidet an Diabetes und setzt hellen, gelblich bis grünlichen, weichen Kot ab. Sie frisst große Mengen und setzt sehr große Kotmengen ab.	**Iris versicolor D6 3x täglich**
Die Katze leidet an Durchfall und Blähungen. Sie nimmt ab und wirkt teilnahmslos und apathisch. Sie uriniert häufig und trinkt viel.	**Acidum phosphoricum D12 1x täglich**
Starke Abmagerung. Heißhunger und Erbrechen. Der Bauch ist aufgebläht. Die Katze uriniert reichlich und kann teilweise den Urin nicht halten. Schleimhäute und Haut sind trocken.	**Uranium nitricum D30 1x täglich**

Praxistipp: Bei Pankreasinsuffizienz und Diabetes braucht Ihre Katze eine spezielle Diät. Dafür gibt es spezielle Fertigfuttermittel oder Sie bereiten die entsprechende Nahrung selbst zu. Diabetes und Pankreasinsuffizienz können schwere Folgen haben und sind zur reinen Selbstbehandlung nicht geeignet. Lassen Sie sich über Therapiemöglichkeiten und Diätpläne von Ihrem Tierarzt oder Tierheilpraktiker beraten!

Erkrankungen der Blase und der Niere

▷ Blasenentzündung

Akute Blasenentzündung. Häufiger Drang zum Urinieren, die Katze geht oft zum Katzenklo. Beim Urinieren wird der Harn nur tröpfchenweise abgesetzt. Der Harn ist trüb und enthält Sedimente oder Blut. Die Katzen sind nervös, unruhig und reizbar. Wärme und Ruhe verbessern den Zustand.	**Cantharis D6** **3x täglich**
Akute Blasenentzündung. Die Katze hat keinen Durst und sucht eher kühle Plätze auf, Wärme ist unerträglich. Häufiges Absetzen von Harn in sehr kleinen Mengen. Teilweise wird gar kein Urin abgesetzt, die Katze versucht es nur immer wieder.	**Apis mellifica D6** **3x täglich**
Akute und chronische Blasenprobleme. Die Katze hat vor und nach dem Urinieren Schmerzen. Sie krümmt den Rücken und ist in der Lendenregion sehr empfindlich. Häufiges Urinieren.	**Berberis D6** **3x täglich**
Akute und chronische Blasenprobleme. Häufiger Harndrang. Nach dem Urinieren hat die Katze krampfartige Schmerzen. Schüchterne, freundliche Tiere.	**Pulsatilla D12** **1x täglich**

▷ Harngrieß

Der Urin enthält eine mehlige Substanz. Die Katze hat vor und nach dem Urinieren Schmerzen. Sie krümmt den Rücken und ist in der Lendenregion sehr empfindlich. Häufiges Urinieren.	**Berberis D6** **3x täglich**
Die Katze uriniert größere Mengen als gewöhnlich. Im Urin findet man Sand und Harngrieß. Das Absetzen von Harn ist unangenehm für die Katze.	**Urtica urens D6** **3x täglich**

▷ Harnsteine

Der Urin enthält Schleim oder einen rötlichen Satz. Die Katze hat vor und nach dem Urinieren Schmerzen. Sie krümmt den Rücken und ist in der Lendenregion sehr empfindlich. Häufiges Urinieren.	**Berberis D6 3x täglich**
Schwieriger Harnabsatz. Der Urin enthält Sediment oder Grieß. Er ist trüb und übelriechend. Die Katze setzt wenig Harn ab.	**Solidago D6 3x täglich**
Der Urin stinkt abstoßend. Er ist in der Farbe veränderlich, dunkelgelb bis dunkelbraun und sauer. Ein deutlicher Geruch nach Ammoniak ist wahrnehmbar.	**Acidum benzoicum D6 3x täglich**

▷ Nierenentzündung

Akute Nierenentzündung. Ständiger Harndrang oder Inkontinenz mit Harntröpfeln. Der Urin ist dunkel, trüb, blutig und phosphathaltig. Die Katze ist nervös und übererregt. Die Pupillen sind weitgestellt.	**Belladonna D6 3x täglich**
Akute Nierenentzündung. Blutiger und schleimiger Urin wird tröpfchenweise abgesetzt. Heftige, schmerzhafte Krämpfe. Die Katze hat den ständigen Drang zu urinieren. Sie läuft um und im Katzenklo umher. Sie ist ruhelos.	**Cantharis D6 3x täglich**
Akute und chronische Nierenentzündung. Heftiger Schmerz in der Nierengegend. Der Schmerz strahlt nach vorne in den Bauch und in den Rücken aus. Die Katze ist an Bauch und Rücken berührungsempfindlich. Die Katze kann keinen oder nur spärlichen Urin absetzen. Der Urin ist blutig-schleimig.	**Solidago D6 3x täglich**

Chronische Nierenentzündung. Spärlicher Harnabsatz. Eiweiß und teilweise Blut im Urin. Große Erschöpfung nach der geringsten Anstrengung. Abmagerung und Schwäche. Großer Durst, es werden jedoch immer nur geringe Mengen getrunken. Erbrechen. Rückenschmerzen.	**Arsenicum album D30 1x täglich**
Chronische Nierenentzündung. Unzureichende Nierenfunktion. Dicker, streng riechender Urin. Der Urin riecht wie Knoblauch. Die Katze erbricht häufig.	**Cuprum arsenicosum D12 1x täglich**
Chronische Nierenentzündung. Der Urin stinkt abstoßend. Er ist in der Farbe veränderlich, dunkelgelb bis dunkelbraun und sauer. Ein deutlicher Geruch nach Ammoniak ist wahrnehmbar. Die Katze riecht nach Urin.	**Acidum benzoicum D12 1x täglich**

Praxistipp: Auch bei Erkrankungen der Blase und der Niere spielt die richtige Ernährung eine große Rolle. Eine spezielle Diät oder das richtige Futter helfen Ihrer Katze bei der Genesung.

▷ Harninkontinenz

Harninkontinenz als Begleiterscheinung zu einer Blasenentzündung. Unwillkürlicher Abgang von Urin.	**Causticum D30 1x täglich**
Die Katze leidet unter Blasen- oder Nierenentzündung. Sie verliert tröpfchenweise Urin.	**Cantharis D30 1x täglich**
Harninkontinenz als Begleiterscheinung einer chronischen Blasenentzündung oder einer Scheidenentzündung. Im Urin befindet sich rotes Sediment. Der Harn geht vor allem im Schlaf ab.	**Sepia D30 1x täglich**
Harninkontinenz nach Kastration.	**Staphisagria D200 Einmalig, Wiederholung nach Bedarf**

Harninkontinenz hat häufig psychische Ursachen. Näheres dazu finden Sie im Kapitel „Verhaltensprobleme“.

▷ Bachblüten zur Unterstützung bei Nierenerkrankungen

Olive	Die Katze ist erschöpft und abgemagert. Sie ist sehr kraftlos, schwach und leidet an einer Nierenerkrankung.

Erkrankungen der Haut

▷ Hautpilz

Achtung, Hautpilz kann auf den Menschen übertragen werden!

Das Haarkleid der Katze ist brüchig, die Haare fallen in größerem Maße aus. Das Fell ist stumpf, es zeigen sich erste haarlose runde Stellen. Die Haut ist schuppig.	**Sepia D12 1x täglich**
Im Fell der Katze zeigen sich runde und scharf begrenzte haarlose Stellen. Die Haut ist schuppig bis verkrustet. Die Haut zeigt eine rötliche Farbe und ist stark gereizt. Sie fühlt sich warm bis heiß an.	**Sulfur D12 1x täglich**
Kreisrunder Haarausfall an mehreren Stellen. Die Haut ist rot, gereizt und krustig. Auf der haarlosen Haut zeigen sich Pusteln. Das Fell sieht aus wie von Motten zerfressen.	**Bacillinum D200 1x wöchentlich**
Befall durch Hautpilz besonders im Bereich des Kopfes und der Ohren. Kreisrunder Haarausfall.	**Tellurium metallicum D12 1x täglich**

Achtung: Hautpilz (verursacht durch *Microsporum*-Arten) ist ansteckend – auch für Menschen! Langhaarkatzen sind häufiger von Hautpilz betroffen als die kurzhaarigen Rassen. Wenn möglich, sollte die befallene Katze nicht in Kontakt mit Artgenossen kommen. Es sollte dabei allerdings nicht zu psychischen Schäden der Katze durch „Einsperren" kommen. An den befallenen Hautstellen die Haare entfernen. Die Hautstellen täglich mit einer antiseptischen Seife (Arztseife) säubern und Albicansan Salbe (Sanum Kehlbeck) dünn bestreichen. Die Umgebung der Katze säubern und desinfizieren. Gegenstände von geringem Wert sollten besser entsorgt werden (z.B. Laken, Decken, Bürsten). Geschnittene oder ausgekämmte Haare stets sorgfältig entfernen. Wichtig ist es, bei der Behandlung der Katze und der Säuberung der Umgebung Handschuhe zu tragen. Sollten Sie selbst juckende Hautreizungen bekommen, gehen Sie am besten zum Hautarzt!
Hautpilz trifft vor allem Katzen mit geschwächtem Immunsystem. Sie sollten bei einer solchen Erkrankung stets das Immunsystem nachfolgend stärken (siehe Immunschwäche).

▷ Bachblüten zur Unterstützung bei Hautpilz

Crab Apple	Die Katze leidet unter Juckreiz. Haarausfall, aufgekratzte Stellen.
Rescue Salbe	Juckreiz, Kahlstellen, aufgekratzte Stellen.

▷ Ekzem

Allergische, juckende Ekzeme. Die Haut ist trocken und schuppig.	**Galphimia glauca D6 3x täglich**
Allergische Ekzeme. Starker Juckreiz, die Katze kratzt sich teilweise blutig.	**Cardiospermum D6 3x täglich**
Allergische Ekzeme. Die Haut ist schmerzhaft und empfindlich und zeigt Schwellungen. Nesselausschlag. Die Katze ist extrem berührungsempfindlich. Wärme verschlechtert den Zustand.	**Apis mellifica D6 3x täglich**

Akute und chronische Ekzeme. Unreine Haut, struppiges Fell. Die Haut „brennt“ und strahlt Wärme aus. Die Katze kratzt sich „wollüstig“. Die Haut ist rot und heiß und zeigt teilweise kahle oder aufgekratzte Stellen.	**Sulfur D30 1x täglich**
Heftig juckendes Ekzem. Geschwollene Haut. Neigung zur Schuppenbildung. Verschlechterung nachts und bei kaltem, nassem Wetter.	**Rhus toxicodendron D12 1x täglich**
Trockene, juckende Haut. Ekzeme in den Gelenkbeugen. Schüttere Haare am Rücken. Kleine weiße Schüppchen rieseln aus dem Fell.	**Natrium chloratum D12 1x täglich**
Die Haut ist heiß, trocken und juckend. Schuppige Ausschläge. In späteren Stadien Pusteln und Geschwüre. Die Katze ist sehr ruhelos.	**Arsenicum album D12 1x täglich**
Hautausschläge, die eine klebrige gelbliche Substanz absondern. Honigfarbene Krusten. Ekzeme in den Gelenkbeugen. Wärme verstärkt den Juckreiz.	**Graphites D12 1x täglich**
Starkes chronisches Ekzem. Trockene, schuppige Haut. Große Hautabschuppungen. Starker unstillbarer Juckreiz. Eher pummelige Katzen. Verschlechterung durch Wärme.	**Kalium arsenicosum D12 1x täglich**
Die Katze sieht ungepflegt und schmutzig aus. Das Haarkleid ist glanzlos. Ekzeme am Körper und hinter den Ohren. Hautschuppen. Juckreiz am Körper und an den Pfoten.	**Psorinum D30 1x wöchentlich**
Chronisches Ekzem. Die Haut juckt heftig und ist sehr trocken. Schuppenbildung. Die Haare wirken wie abgebrochen. Hautprobleme sind häufig im Schulterbereich lokalisiert. Die Katze hat Leberprobleme.	**Lycopodium D12 1x täglich**

Chronisches Ekzem an den Pfoten und um den Anus. Nässende Ekzeme. Starker Juckreiz. Die Haut ist belastet durch Schlackenstoffe des Körpers, es liegen Blasen- oder Nierenprobleme vor.	**Berberis D12** **1x täglich**

▷ Bachblüten zur Unterstützung bei psychogenen Ekzemen

Crab Apple	Die Katze zeigt Putz- und Leckzwang. Leckekzem, Juckreiz ohne körperliche Ursache.
Rescue Salbe	Juckreiz, Kahlstellen, aufgekratzte Stellen.

▷ Haarausfall

Haarausfall mit trockenen Krusten. Der Haarausfall beginnt am Rücken.	**Natrium chloratum D12** **1x täglich**
Haarausfall, dünnes, raues Fell. Schlechte Qualität der Krallen.	**Silicea D12** **1x täglich**
Diffuser Haarausfall. Schütteres Haar.	**Thallium aceticum D12** **1x täglich**
Haarausfall durch hormonelle Probleme.	**Sepia D30** **1x täglich**

▷ Abszess

Die betroffenen Hautstellen sind hart geschwollen, heiß und sehr schmerzhaft. In der Mitte des Abszesses sieht man einen eitrigen Krater. Der Abszess ist geschlossen. Abszesse im Bereich der Krallen. Der Bereich um den Abszess ist entzündet und sehr schmerzhaft.	**Myristica sebifera D4** **3x täglich**

Neigung zur Eiterung nach einer Verletzung. Abszesse und Geschwüre. Blutige Eiterungen, Eiter riecht nach altem Käse. Die Katze sucht warme Plätze auf und verkriecht sich unter Decken.	**Hepar sulfuris D6** **3x täglich**
Abszess nach Wundinfektion. Absonderungen des Abszesses stinken wie faulendes Fleisch. Starke Schwellung und Entzündung. Die Katze ist ruhelos und sucht warme Plätze. Sie fiebert.	**Pyrogenium D12** **2x täglich**

▷ Zeckenstich („Zeckenbiss“)

Lokale Infektion mit harter Schwellung nach Zeckenstich.	**Ledum D30** **1x täglich**
Lokale Infektion nach Zeckenstich, die Haut ist bläulich verfärbt und bildet einen entzündeten Hof um die Stichstelle.	**Lachesis D12** **1x täglich**
Lokale Hautreizungen nach Zeckenstich. Die Haut um den Stich ist warm und entzündet.	**Echinacea D12** **1x täglich**
Die Zecke wurde nicht vollständig entfernt oder durch die Katze selbst abgerissen, der Kopf oder weitere Teile der Zecke stecken noch in der Haut und können mechanisch nicht entfernt werden.	**Silicea D4** **3x täglich**

▷ Parasiten

Verschiedene Arten von Hautparasiten. Juck- und Brennreiz. Entzündete Stellen. Struppiges Fell.	**Sulfur D30** **1x täglich**
Befall durch Läuse. Heftig juckende Krusten. Ekzem durch Läusebefall.	**Staphisagria D4** **3x täglich**
Befall durch Haarlinge. Juckende Ekzeme durch den Parasitenbefall.	**Bacillinum D30** **1x täglich**

Praxistipp: Hautprobleme spiegeln oft Erkrankungen der inneren Organe nach außen. Leber- oder Nierenerkrankungen können auch zu Juckreiz und Hautveränderungen führen. Prüfen Sie deshalb sorgfältig die Ursache der Probleme Ihrer Katze!

▷ Bachblüten zur Unterstützung bei Parasitenbefall

Crab Apple	Die Katze neigt zu Parasitenbefall. Juckreiz, aufgekratzte Stellen.
Centaury	Neigung zu Parasitenbefall, Abwehrschwäche und Erschöpfung. Häufig schwächliche Jungtiere.
Rescue Salbe	Juckreiz, Kahlstellen, aufgekratzte Stellen.

Erkrankungen der Atemwege

▷ Husten

Kitzelnder, kurzer, trockener Husten. Die Katze hustet, als wollte sie einen Fremdkörper aushusten. Bellender Husten. Beschleunigte Atmung.	**Belladonna D6 3x täglich**
Trockener Husten. Hustenanfälle beim Betreten des warmen Zimmers. Sehr trockene Schleimhäute.	**Bryonia D6 3x täglich**
Trockener, krampfartiger Reizhusten. Die Katze hustet in Anfällen. Der Hustenkrampf kann bis zum Würgen und Erbrechen führen. Die Atmung ist erschwert.	**Drosera D6 3x täglich**
Trockener Husten mit spärlichem Auswurf. Die Katze hustet in Anfällen. Sie hustet tief aus der Brust. Trockener Husten nach dem Schlafen. Atemnot nach dem Erwachen, die Katze wirkt, als würde sie ersticken.	**Stannum metallicum D6 3x täglich**

Heftiger, unaufhörlicher Husten. Rasselnder Husten. Anfälle von Kurzatmigkeit. Atemnot bei geringster Anstrengung. Verschlechterung des Zustands durch Wärme oder feucht-warmes Wetter.	**Ipecacuanha D6 3x täglich**
Husten mit zähem Auswurf. Die Katze hustet bellend und rau. Der Auswurf ist zäh, klebrig und schleimig. Er hängt fadenziehend aus dem Maul der Katze.	**Kalium bichromicum D6 3x täglich**
Chronischer Husten durch allergische Reaktion. Reizhusten. Trockener Husten mit wenig Auswurf. Atemnot bei Anstrengung. Gerötete Schleimhäute der Nase. Eher magere Tiere.	**Arsenum iodatum D12 1x täglich**
Allergischer Husten. Ständiger Nasenausfluss. Asthmatische Atmung, Atemnot. Nasenschleimhäute sind gerötet.	**Galphimia glauca D4 3x täglich**

Praxistipp: Husten ist ein Symptom und keine eigenständige Krankheit. Husten kann ein Zeichen einer Erkältungskrankheit, einer allergischen Reaktion oder auch einer Bronchitis sein. Um einen besseren Überblick zu behalten, wird hier die Bronchitis gesondert behandelt.

▷ Bronchitis

Absolutes Anfangsstadium der Krankheit. Plötzliches Einsetzen der Symptome. Fieber ohne Schweiß. Atembeklemmung bei der kleinsten Bewegung. Trockener Husten. Der Kehlkopf ist empfindlich. Die Symptome verschlechtern sich im warmen Zimmer.	**Aconitum D6 3x täglich**
Kitzelnder, kurzer, trockener Husten. Die Katze hustet, als wollte sie einen Fremdkörper aushusten. Bellender Husten. Beschleunigte Atmung. Die Katze hat Fieber und fühlt sich heiß an.	**Belladonna D6 3x täglich**

Trockener Husten. Hustenanfälle beim Betreten des warmen Zimmers. Sehr trockene Schleimhäute. Das Tier will seine Ruhe haben.	**Bryonia D6 3x täglich**
Die Katze ist sehr erschöpft. Sie sucht kühle Ruheplätze. Trockener, erstickender Husten. Atemnot. Sehr schnelle Atmung. Der Atem ist hörbar. Kehlkopf und Halsgegend sind sehr empfindlich.	**Lachesis D6 3x täglich**
Harter, trockener und quälender Husten. Teilweise ein wenig Auswurf. Die Atmung ist beschleunigt. Der ganze Körper wird beim Husten erschüttert. Das Atemgeräusch der Katze ist rau. Die Katze ist kraftlos und mager.	**Phosphorus D12 1x täglich**
Fieber und Schwäche. Trockener, krampfartiger Husten, Atemnot. Die Katze hat nach dem Niederlegen einen Hustenanfall.	**Ferrum metallicum D6 3x täglich**
Bronchitis mit starker Schleimproduktion. Die Katze hustet, schafft es aber nicht, den Schleim auszuhusten. Schleimig-rasselnde Atemgeräusche. Starke Atemnot. Erschöpfung.	**Tartarus stibiatus D4 3x täglich**
Husten mit Atemnot. Große Beklemmung beim Atmen nach jeder Anstrengung. Verschlechterung nachts. Röchelnde, langsame Atmung. Kreislaufschwäche.	**Ammonium carbonicum D12 1x täglich**

Praxistipp: Infektionen brechen besonders bei den Katzen aus, deren Immunsystem ohnehin geschwächt ist. Sie können das Immunsystem Ihrer Katze während und nach der Infektionskrankheit mit Echinacea D12 1x täglich für die Dauer von 14 Tagen stärken.

▷ Schnupfen

Die Katze niest, besonders wenn sie einen warmen Raum betritt. Wässriger, reichlicher Nasenausfluss. Fließschnupfen. Die Augen tränen.	**Allium cepa D6 3x täglich**
Schnupfen mit mildem, wässrigem Sekret. Die Augen tränen stark.	**Euphrasia D12 1x täglich**
Die Nase ist verstopft. Aus den Nasenlöchern kommt dickes, gelbes, zähes Nasensekret. Teilweise befinden sich gelb-grüne Krusten in und an der Nase. Wirkt besonders bei sanften, verschmusten Katzen.	**Pulsatilla D12 1x täglich**
Die Katzennase ist rot und geschwollen. Aus den Nasenlöchern fließen reichlich dünne Absonderungen. Die Katze niest.	**Kalium iodatum D6 3x täglich**
Die Nase ist entzündet und verstopft. Reizung der Nasenlöcher am Rand. Der Nasenausfluss ist anfänglich scharf und wundmachend, später eitrig bis blutig.	**Mercurius solubilis D30 1x täglich**
Schnupfen mit dicken, fadenziehenden Absonderungen. Die Nase ist ständig verstopft, die Katze niest viel. Langwierige bis chronische Fälle.	**Kalium bichromicum D6 3x täglich**
Die Nasenlöcher sind wund vom Schnupfen. Dicke, übel riechende, eitrige Absonderungen aus der Nase. Die Nase ist verstopft.	**Hepar sulfuris D4 3x täglich**
Häufiges Niesen, Juckreiz an der Nase und an den Augen. Fließschnupfen. Allergischer Schnupfen.	**Luffa operculata D6 3x täglich**

▷ Katzenschnupfen (komplex)

Frühes Stadium von Katzenschnupfen. Die Katze hat Fieber. Die Augen sind gerötet, die Nase fängt an zu laufen. Mandeln und Lymphknoten sind geschwollen.	**Ferrum phosphoricum D6 3x täglich**
Hochakutes Stadium von Katzenschnupfen. Die Katze hat Fieber. Die Bindehaut ist gerötet und geschwollen. Die Nase schleimt, die Katze niest. Schnelle Atmung.	**Belladonna D6 3x täglich**
Wässriger, reichlicher Nasenausfluss. Fließschnupfen. Die Katze niest, die Augen tränen und brennen.	**Allium cepa D6 3x täglich**
Die Nase ist stark verstopft. Um die Nasenlöcher bilden sich dicke Krusten. Die Augen sind verklebt und entzündet. Eher sanfte und liebe Katzen.	**Pulsatilla D30 1x täglich**
Die Nasenlöcher sind wund vom Schnupfen. Dicke übelriechende eitrige Absonderungen aus der Nase. Die Nase ist verstopft. Die Augen sind verklebt und eitern.	**Hepar sulfuris D6 3x täglich**
Die Katze niest und rotzt. Die Augen sind verschwollen. Die Mundschleimhaut ist geschwollen und schwammig, beginnende Geschwürbildung. Die Katze hustet kurz.	**Lachesis D30 1x täglich**
Dick verschwollene Augen. Reichlicher Tränenfluss. Die Katze niest ständig. Gelb-grüner, stinkender Rotz. Die Mundschleimhaut ist stark angegriffen und entzündet. Husten mit Auswurf.	**Mercurius solubilis hahnemanni D30 1x täglich**
Starke Entzündung der Maulhöhle. Geschwüre im Maul.	**Mercurius corrosivus D30 1x täglich**

Verklebte und entzündete Augen. Die Nase ist geschwollen und wund. An der Spitze bilden sich trockene Krusten. Geschwüre im Maul, die Maulschleimhaut blutet sehr leicht. Die Katze ist sehr geräuschempfindlich.	**Borax D6** **3x täglich**

Praxistipp: Begleitend zu allen spezifischen Homöopathika sollte bei viralen Erkrankungen das Mittel „Engystol“ der Firma Heel zur Steigerung der Abwehr gegen Viren verabreicht werden. Entweder eine Ampulle à 2 ml (auch oral zu verabreichen) täglich oder 3x täglich eine Tablette. Bei chronischen Erkrankungen eine Tablette täglich oder dreimal wöchentlich eine Ampulle zur dauerhaften Unterstützung des Immunsystems.
Bei bakteriellen Erkrankungen hilft die Gabe von Echinacea D12 einmal täglich, um das Immunsystem zu unterstützen. Nach der Erkrankung sollte Echinacea noch mindestens 14 Tage weiter gegeben werden. Bei Erkrankungen, die sowohl einen viralen als auch einen bakteriellen Aspekt haben, können Engystol und Echinacea kombiniert werden.

▷ Nasenbluten

Nasenbluten als Folge einer mechanischen Verletzung.	**Arnica D6** **3x täglich**
Reichliches Nasenbluten aus beiden Nasenlöchern.	**Hamamelis D4** **Häufige Gaben, bis die Blutung zum Stillstand kommt**
Starker Blutfluss aus beiden Nasenlöchern. Die Nase ist verkrustet. Häufiges Nasenbluten, chronisches Nasenbluten.	**Phosphorus D30** **Einmalige Gabe bei Bedarf**
Blutungen aus beiden Nasenlöchern. Hellrotes Blut.	**Ferrum phosphoricum D6** **Häufige Gaben**

Nasenbluten aus einem Nasenloch. Rote, geschwollene Nasenlöcher.	**Stannum metallicum D30 Einmalige Gabe**
Nasenbluten. Verstopfte, trockene Nase, an den Nasenlöchern bilden sich trockene Krusten.	**Melilotus officinalis D30 1x täglich**

Erkrankungen des Herz-Kreislaufsystems

▷ Herzschwäche

Herzschwäche und Kreislaufschwäche. Probleme des Herzmuskels. Unregelmäßiger Herzschlag. Schwäche und Antriebslosigkeit. Atemnot bei kleinen Anstrengungen.	**Crataegus D12 1x täglich**
Herzschwäche. Heftiges Herzklopfen. Herzprobleme nach Vergiftungen oder Krankheiten. Die Katze leidet an Atemnot und Blähungen.	**Cactus grandiflorus D12 1x täglich**
Schwacher Puls, deutlich sichtbares Herzklopfen. Herzschwäche. Akute und chronische Entzündung des Herzmuskels. Herzhusten. Abends Neigung zu asthmatischen Anfällen. Herzschwäche nach Infektionskrankheiten.	**Naja D12 1x täglich**
Schwacher, schneller Herzschlag. Atemnot und Asthma aufgrund der Herzschwäche. Wasser in den Gliedmaßen und Bauchwassersucht. Herzmuskel und Herzklappenprobleme.	**Strophantus D12 1x täglich**

▷ Herzhusten

Husten durch Erkrankung der Herzklappen. Kitzelnder, trockener Husten mit Atemnot. Herzklappeninsuffizienz. Erstickungsanfälle durch Herzprobleme.	**Laurocerasus D12 1x täglich**

Trockener Reizhusten. Abends Neigung zu asthmatischen Anfällen. Herzschwäche. Akute und chronische Entzündung des Herzmuskels.	**Naja D12** **1x täglich**
Trockener, bellender Husten. Die Atmung der Katze ist erschwert, als hätte sie einen Stopfen in der Kehle. Sie wacht nachts auf und ist sehr ängstlich, als müsste sie ersticken. Asthmatischer Husten.	**Spongia tosta D6** **3x täglich**
Atemnot und chronische Bronchitis. Bluthusten. Langsamer Puls. Der Puls wird bei der geringsten Anstrengung sehr schnell. Unregelmäßiger Herzschlag. Herzwassersucht.	**Digitalis D12** **1x täglich**
Asthma cardiale. Bluthusten. Das Herz der Katze schlägt heftig. Der Puls ist schnell und unregelmäßig. Atemnot.	**Lycopus virginicus D12** **1x täglich**

▷ Bachblüten zur Unterstützung bei Herz-Kreislauferkrankungen

Elm	Normalerweise lebhafte Katzen sind sehr schnell erschöpft und lustlos. Herzrhythmusstörungen.
Olive	Müde, erschöpfte Tiere, die übermäßig viel schlafen. Alte Tiere. Herzschwäche.

Erkrankungen der Augen

▷ Bindehautentzündung

Die Augen tränen und sind morgens verklebt. Lidränder sind geschwollen und gerötet. Der Zustand verschlechtert sich gegen Abend.	**Euphrasia D6** **3x täglich**
Die Augen sind gerötet. Reichlicher Tränenfluss. Die Katze ist lichtempfindlich.	**Allium cepa D6** **3x täglich**

Die Katze war einem Zug oder Wind ausgesetzt und hat nun rote und entzündete Augen Die Lider sind geschwollen, das Auge tränt stark.	**Aconitum C30 Einmalige Gabe, Wiederholung bei Bedarf**
Die Augen der Katze jucken und brennen. Die Augenlider sind verklebt und entzündet. Das Auge sondert reichlich dickes, gelbes Sekret ab.	**Pulsatilla D6 3x täglich**
Augen sind stark geschwollen, Bindehaut ist hochrot. Die Katze hat Mühe, die Augen zu öffnen. Sonneneinstrahlung und Licht sind schmerzhaft.	**Belladonna D6 3x täglich**
Geschwollene und verkrustete Augenlider, eitriges Sekret wird abgesondert. Sehr empfindlich gegen jeden Luftzug.	**Hepar sulfuris D4 3x täglich**
Chronische Augenentzündung. Tränenfluss ist scharf und greift die Haut unter der Tränenspur an. Schleimig-eitriger Augenausfluss. Geschwollene Augenlider. Extreme Lichtscheue.	**Mercurius solubilis hahnemanni D30 1x täglich**

▷ Hornhautentzündung

Die Augenwinkel sind geschwollen und rot. Die Bindehaut ist geschwollen und rot, das Auge eitert. Die Hornhaut ist getrübt.	**Argentum nitricum D30 1x täglich**
Schleimig-eitrige Hornhautentzündung. Tränenfluss ist scharf und greift die Haut unter der Tränenspur an. Geschwollene Augenlider. Die Katze scheut das Licht.	**Mercurius solubilis hahnemanni D30 1x täglich**
Verletzung der Hornhaut, Vernarbung oder Trübung der Hornhaut nach langwierigen Entzündungen. Der Tränengang ist geschwollen, die Katze ist lichtempfindlich.	**Silicea D12 1x täglich**

▷ Verstopfter Tränenkanal

Der Tränenkanal der Katze ist chronisch verstopft. Das Auge tränt immer wieder oder die ganze Zeit.	**Silicea LM VI 3x täglich**

▷ Augenverletzungen

Verletzung des Auges durch stumpfes Trauma. Das Auge ist blutunterlaufen, die Katze kann es aber offen halten.	**Arnica D6 3x täglich**
Blutunterlaufene Augen nach Verletzung. Das Auge ist entzündet und geschwollen, die Katze hat Mühe, es offen zu halten.	**Hamamelis D6 3x täglich**
Verletzung des Auges, um das Auge mit Eiterungstendenz. Risswunden, Kampfwunden im Augenbereich.	**Calendula D6 3x täglich**

Praxistipp: Viele Tiere – und ganz besonders Katzen – haben es nicht besonders gern, wenn man ihnen Augentropfen verabreicht. Meist klappt das ein- oder zweimal, dann wehrt sich die Katze und lässt sich nichts mehr eintropfen. Homöopathische Mittel wirken über die orale Gabe von innen und ersparen lästiges Verabreichen von Augentropfen. Sie brauchen deshalb zur Heilung von Augenkrankheiten nicht direkt am Auge zu arbeiten. Bei starkem Tränenfluss oder Eiter können Sie den Bereich um und am Auge mit einer milden, handwarmen Waschung mit Ringelblumen- oder Augentrosttee unterstützen. Tupfen sie den Bereich vorsichtig ab und reinigen Sie ihn mit wenig Flüssigkeit.

Erkrankungen der Ohren

▷ Außenohrentzündung/Ohrzwang

Die Katze schüttelt häufig den Kopf oder kratzt sich am Ohr. Die Innenseite der Ohrmuschel ist feuerrot. Berührungen am Ohr sind unangenehm und schmerzhaft, die Katze zuckt zurück, wenn man sie am Ohr anfassen möchte.	**Belladonna D6** **3x täglich**
Die Katze schüttelt den Kopf und kratzt sich häufig am Ohr. Das Ohr sondert dicke, gelbliche Substanz ab. Es ist geschwollen und gerötet. Die Katze hat Ohrgeruch.	**Pulsatilla D6** **3x täglich**
Die Katze zeigt seit längerem die Symptome einer Ohrentzündung. Sie sondert ständig übel riechenden, aber eher dünnen Ohrausfluss ab. An den Ohrrändern bilden sich weiße Schuppen.	**Silicea D30** **1x täglich**
Die Ohren der Katze schmerzen, sie lässt sich nicht gerne dort berühren. Sie kratzt sich stark an den Ohren. Das äußere Ohr ist entzündet und wund und sondert ständig ein Sekret ab.	**Petroleum D12** **1x täglich**

▷ Mittelohrentzündung

Plötzlich auftretende heftige Ohrenschmerzen. Die Katze hält plötzlich den Kopf schief und schüttelt ihn. Das Ohr ist sehr berührungsempfindlich.	**Aconitum D30** **Einmalige Gabe, wenn diese nicht wirkt, Mittelwechsel!**
Die Katze schüttelt häufig den Kopf oder kratzt sich am Ohr. Der Kopf wird schief gehalten. Die Katze bewegt sich etwas schwankend und nicht gerade. Berührungen am Ohr sind unangenehm und schmerzhaft, die Katze zuckt zurück, wenn man sie am Ohr anfassen möchte.	**Belladonna D30** **1x täglich**

Die Katze ist extrem berührungsempfindlich an den Ohren, weil sie starke Ohrenschmerzen hat. Sie schüttelt den Kopf und hält ihn geneigt. Aus dem Ohr kommt stinkender Eiter.	**Hepar sulfuris D6 3x täglich**
Die Katze hat Ohrenschmerzen. Aus den Ohren kommt eine stinkende, grün-gelbliche und teilweise blutige Absonderung.	**Mercurius solubilis hahnemanni D30 1x täglich**
Die Katze hat Gleichgewichtsprobleme. Sie schwankt einseitig und fällt um. Der Kopf wird einseitig schief gehalten. Beim Kopfschütteln verliert die Katze ihr Gleichgewicht. Aus dem Ohr wird blutfarbenes Schmalz abgesondert.	**Conium C30 1x täglich**
Die Katze leidet unter einer chronischen Mittelohrentzündung. Aus den Ohren wird ständig Schmalz abgesondert. Die Katze hat Probleme mit dem Gleichgewichtssinn, läuft häufig in Kreisbewegung und hält den Kopf schief.	**Causticum D30 1x täglich**
Die Katze leidet unter Mittelohrentzündung. Sie hat häufig Entzündungen des Ohrs oder andere Infekte und ein schwaches Immunsystem.	**Echinacea D12 1x täglich zusätzlich zu dem zur Symptomatik passenden Mittel**

▷ Ohrmilben

Achtung, Ohrmilben können auch auf den Menschen übertragen werden!

Die Katze kratzt sich exzessiv am Ohr. Sie kratzt sich teilweise blutig. An den Ohren bildet sich ein borkiges Ekzem, das nässt. In den Ohren bildet sich stinkender bis eitriger Ohrenschmalz. Die Katze sucht warme Plätze.	**Psorinum D30 1x täglich**
Hautausschläge an den Ohren. An und in den Ohren bilden sich dicke, klebrige, honigfarbene Krusten. Es besteht wenig Juckreiz.	**Graphites D12 1x täglich**

Es besteht extremer Juckreiz. Die Katze kratzt sich die ganze Zeit am Ohr. Das Ohr ist voll mit dickem, borkigem, sehr klebrigem Sekret.	**Malandrinum D200 2x wöchentlich Kann gut mit Sulfur oder Graphites kombiniert werden**
In der Ohrmuschel der Katze bildet sich borkig-braunes krümeliges Sekret. Die Katze kratzt sich häufig an den Ohren. Manchmal hat sie Kratzanfälle und kratzt sich blutig.	**Sulfur D30 1x täglich**

Praxistipp: Leidet Ihre Katze häufig an Ohrmilben oder anderen Hautparasiten, ist das Immunsystem geschwächt und das Tier kann sich nicht gegen den „Angriff" der Parasiten wehren. Stärken Sie deshalb das Immunsystem Ihrer Katze, damit es gar nicht erst zu einem erneuten Milbenbefall kommt. Gut geeignet ist hierfür wieder Echinacea D12, 1x täglich für die Dauer von 14 Tagen, oder Echinacea compositum SN, ein Mittel der Firma Heel. Von diesem Mittel können Sie Ihrer Katze 2x wöchentlich für die Dauer von 4 Wochen eine Ampulle oral verabreichen (die Tropfen enthalten sehr viel Alkohol, deshalb sollte man bei Katzen lieber die Ampullen verwenden).

▷ Othämatom

Ansammlung von Blut in der Haut des Ohres. Die Füllung ist noch weich, die Farbe der Ohrhaut ist etwas dunkler rötlich.	**Arnica D6 3x täglich**
Einblutung in die Haut des Ohres. Die Haut ist noch weich, aber dunkel bis bläulich verfärbt.	**Hamamelis D6 3x täglich**
Einblutung in die Haut des Ohres. Die Haut ist noch weich, hat aber einen hell rötlichen Schimmer.	**Millefolium D6 3x täglich**

Starke Ansammlung von Blut in der Ohrhaut der Katze. Die Schwellung ist prall gefüllt, sehr schmerzhaft und schimmert dunkelrot bis bläulich. Das linke Ohr ist betroffen.	**Lachesis D30 1x täglich**
Starke Ansammlung von Blut in der Ohrhaut der Katze. Die Schwellung ist prall gefüllt, sehr schmerzhaft und schimmert dunkelrot. Das rechte Ohr ist betroffen.	**Crotalus horridus D30 1x täglich**

Erkrankungen der Zähne und des Zahnfleisches

▷ Zahnfleischentzündung

Das Zahnfleisch ist entzündet und feuerrot. Zahnfleisch und Zunge sind geschwollen. Fressen und Trinken ist sehr schmerzhaft. Das Maul der Katze ist trocken.	**Belladonna D12 1x täglich**
Das Zahnfleisch blutet leicht und zeigt Geschwüre. Die Blutungen treten an den Schneidezähnen auf. Die Katze hat großen Durst und bevorzugt kaltes Wasser.	**Phosphorus D12 1x täglich**
Das Zahnfleisch ist entzündet und blutet bei der kleinsten Berührung. Die Katze speichelt und riecht aus dem Maul. Aphten auf der Maulschleimhaut.	**Borax D6 3x täglich**
Das Zahnfleisch der Katze ist schwammig und blutet leicht. Ein fauliger Geruch kommt aus dem Maul. Geschwüre der Maulschleimhaut. Die Zähne sind angegriffen und zerfallen oder zeigen dunkle Flecken.	**Kreosotum D30 1x täglich**

Das Zahnfleisch ist entzündet und bläulich verfärbt. An Gaumen und Zunge sind offene Stellen zu sehen.	**Lachesis D30** **1x täglich**
Die Katze speichelt sehr stark. Der Speichel ist zäh. Das Zahnfleisch blutet und geht zurück. Die Katze hat starken Maulgeruch, den man von Weitem riechen kann. Die Zähne sind locker.	**Mercurius solubilis hahnemanni D6** **3x täglich**
Das Zahnfleisch ist sehr rot, geschwollen und schwammig. Die Katze hat faulig stinkenden Maulgeruch. Sie speichelt andauernd.	**Mercurius corrosivus D30** **1x täglich**
Das Zahnfleisch ist dunkel verfärbt und blutet. Die Katze riecht aus dem Maul nach faulem Fleisch.	**Pyrogenium D30** **1x täglich**

▷ Karies

Die Zähne sind dunkel und kariös. Sie werden locker. Der Zahnschmelz ist angegriffen.	**Calcium fluoratum D12** **1x täglich**
Die Zähne haben schwarze Streifen. Sie zerfallen, beginnend an den Zahnrändern. Das Zahnfleisch ist schwammig, blutig und teilweise vereitert. Die Katze speichelt vermehrt.	**Staphisagria D12** **1x täglich**
Die Zähne sind angegriffen und zerfallen oder zeigen dunkle Flecken. Das Zahnfleisch der Katze ist schwammig und blutet leicht. Ein fauliger Geruch kommt aus dem Maul.	**Kreosotum D30** **1x täglich**
Die Zähne sind im oberen Bereich faulig. Sie sind locker. Das Zahnfleisch blutet und geht zurück. Die Katze hat starken Maulgeruch, den man von Weitem riechen kann.	**Mercurius solubilis hahnemanni D12** **1x täglich**

Praxistipp: Bevor die Zähne faulen und womöglich ausfallen, kann man sie in ihrer Substanz unterstützen. Füttern Sie als Nahrungsergänzung Vermiculite Staufen Pulver. Es enthält Mineralien und stärkt Zähne und Zahnschmelz – damit Ihre Katze möglichst lange ein vollständiges Gebiss und gesunde Zähne behalten kann! Vermiculite Staufen erhalten Sie in Ihrer Apotheke oder über die Firma Biokanol.

▷ Zahnwurzelvereiterung

Der Kiefer ist geschwollen, die Katze hat Zahnschmerzen. Zahnwurzelabszess im Frühstadium.	**Hecla Lava D6 3x täglich**
Am Zahnfleisch oder an der Zahnwurzel ist eine Eiterbeule sichtbar. Das Zahnfleisch neigt zu Eiterungen. Maulgeruch.	**Silicea D6 3x täglich**
Eiterung an der Zahnwurzel. Der gelbe, zähe Eiter ist sichtbar. Die Katze hat starke Zahnschmerzen und speichelt deutlich. Ihr starker Maulgeruch riecht nach Fäulnis.	**Hepar sulfuris D6 3x täglich**
Hartnäckige Vereiterung der Zahnwurzel, Abszess des Zahnes oder Zahnfistel.	**Myristica sebifera D4 3x täglich Das „homöopathische Messer“ mit stark antiseptischer Kraft**
Der Abszess an der Zahnwurzel oder am Zahnfleisch ist offen, der Eiter fließt ab. Das Zahnfleisch um die eiternde Stelle ist stark entzündet. Die Katze hat starken Maulgeruch, es riecht nach faulem Fleisch.	**Pyrogenium D30 1x täglich Gut mit den oben genannten Mitteln zu kombinieren**

Erkrankungen des Bewegungsapparates

▷ Arthrose

Arthrose macht das Tier steif und lahm, die Katze hat „Startschwierigkeiten" und läuft sich nach einigen Schritten ein.	**Rhus toxicodendron D12 1x täglich**
Arthrose, besonders der unteren Gelenke. Steifheit der Bewegung. Gelenkschmerzen. Kälte, Wetterwechsel und heißes, drückendes Wetter verschlechtern den Zustand. Die Katze sucht warme Plätze, Wärme verbessert die Beweglichkeit.	**Calcium fluoratum D12 1x täglich**
Die Katze kann sehr schlecht aufstehen. Sie hat einen gekrümmten Rücken. Die Gelenke sind von der Arthrose verdickt. Eher rundliche Katzen.	**Calcium carbonicum D12 1x täglich**
Steifer Rücken. Die Katze bewegt sich sehr steif, ihre Gliedmaßen fühlen sich kalt an. Eher schlanke, feingliedrige Tiere.	**Calcium phosphoricum D12 1x täglich**
Starke Arthrose besonders bei sehr alten Tieren. Arthrose der großen Gelenke, Spondylose, starke Schmerzustände. Verschlechterung bei und nach dem Aufstehen, bei Wetterwechsel von trockenem zu feuchtem Wetter.	**Harpagophytum D12 1x täglich**

Praxistipp: Arthrose ist bei Katzen im mittleren oder fortgeschrittenen Alter eine häufige Erkrankung. Katzen zeigen allerdings ihre Schmerzen erst sehr spät. Achten Sie darauf, wie sich Ihre Katze bewegt: Ist sie steifer geworden, hat sie Schwierigkeiten, ihren Kratzbaum zu erklimmen oder auf einen ihrer höher gelegenen Lieblingsplätze zu springen? Dann könnten dies Anzeichen für eine arthrotische Veränderung an Gelenken oder auch an der Wirbelsäule (Spondylose) sein.

▷ Bachblüten zur Unterstützung bei Arthrose

Rock Water	Die Katze bewegt sich steif. Sie kann nicht mehr so gut springen. Ältere Katzen mit steifen Bewegungen. Arthrose.

▷ Zerrung

Akute Zerrung eines Muskels, einer Sehne oder eines Bandes. Die Katze lahmt und lässt sich an der gezerrten Stelle nicht anfassen. In Ruhe bessert sich der Zustand.	**Arnica D6** **3x täglich**
Lahmheit nach akuter Zerrung. Die Katze läuft sich ein, bei fortgesetzter Bewegung lahmt sie wieder mehr.	**Rhus toxicodendron D6** **3x täglich**

▷ Verstauchung

Akute Verstauchung eines Gelenks. Die Katze lahmt und lässt sich an der verletzten Stelle nicht anfassen. In Ruhe bessert sich der Zustand.	**Arnica D6** **3x täglich**
Das verletzte Gelenk schmerzt, die Katze lahmt. Berührung oder sogar Druck auf die verletzte Stelle bessern und werden von der Katze gut angenommen.	**Bellis perennis D6** **3x täglich**

▷ Muskelentzündung

Akute Muskelentzündung durch Zerrung des Muskels. Wundes, lahmes Gefühl am ganzen Körper. Muskelschmerzen.	**Arnica D6** **3x täglich**

▷ Knochenbruch (Unterstützung der Heilung)

Ein Knochenbruch muss unbedingt vom Tierarzt behandelt werden! Homöopathie kann hier aber unterstützen!

Schlecht heilende Knochenbrüche.	**Symphytum D12 1x täglich**
Schlecht heilende Knochenbrüche schlanker, feingliedriger Katzen.	**Calcium phosphoricum D12 1x täglich**

▷ Nervenschädigung (Kippfenstersyndrom)

Die Katze steht unter Schock. Sie hat Todesangst. Die Extremitäten sind kalt und taub.	**Aconitum D200 Einmalig sofort nach dem Entdecken der Katze verabreichen!**
Muskelschädigung durch Quetschung. Die Katze kann sich noch bewegen, hat aber große Schmerzen dabei. Sie lässt sich an den verletzten Stellen nicht berühren.	**Arnica D6 3x täglich**
Nervenschädigung. Die Katze hat Lähmungen und große Schmerzen.	**Hypericum D30 1x täglich**
Lähmungen der Extremitäten. Lähmungen der Blase und des Darmes.	**Conium D30 1x täglich**
Lähmungen durch Schädigung von Nerven und Blutgefäßen. Muskelschäden. Schädigung des Rückenmarks. Darm- und Blasenlähmung.	**Plumbum D30 1x täglich**

Praxistipp: Das Kippfenstersyndrom ist immer ein Notfall, weil es durch Gefäß- oder Nervenschädigungen häufig lebensbedrohlich ist. Die Katze muss so schnell wie möglich befreit werden. **Bitte bringen Sie Ihre Katze sofort zum Tierarzt**, auch wenn keine äußerlichen Verletzungen sichtbar sind. Alle homöopathischen Mittel dienen der Erstversorgung und der Unterstützung, Sie können sie unabhängig von der weiteren Therapie sofort einsetzen.
Am besten sichern Sie Ihre Fenster durch Schutzvorrichtungen so, dass es gar nicht zu einem Kippfensterunfall kommen kann.

▷ Bachblüten zur Unterstützung bei Schmerzen

Rescue Remedy	Starke Schmerzen, nach Unfällen (Kippfenster), Schock.
Holly	Die Katze hat starke Schmerzen und ist deswegen aggressiv.

Sonstiges

▷ Abmagerung

Die Katze magert ab, obwohl sie einen gesunden Appetit hat und normal frisst. Sie sieht älter und ausgezehrt aus. Der Kot wechselt zwischen Durchfall und Verstopfung. Die Katze hat oder hatte Würmer.	**Abrotanum D12** **1x täglich**
Die Katze frisst mit Heißhunger und wird nicht satt. Dabei nimmt sie immer mehr ab. Sie wirkt nervös, hektisch und immer hungrig. Schilddrüsenprobleme.	**Jodum D12** **1x täglich**
Abmagerung mit kugeligem Bauch. Die Katze wirkt gealtert. Sie hat Hunger, ist aber sehr wählerisch beim Fressen. Ihr Fell ist stumpf, die Haut trocken und schuppig.	**Lycopodium D12** **1x täglich**
Abmagerung durch Kummer, Verlust oder andere auch länger zurück liegende psychische Traumata. Die Katze ist hungrig und nimmt weiter ab.	**Natrium chloratum D200** **Einmalige Gabe, bei Bedarf wiederholen**
Abmagerung nach schweren Erkrankungen. Die Katze ist extrem abgemagert. Sie ist schwach und hat wenig Appetit.	**Arsenicum album D30** **1x täglich**

▷ Allergie

Akute allergische Reaktion. Atembeschwerden. Akute starke Schwellung. Die Schwellung ist ödematös und nimmt schnell an Größe zu. Zuschwellen des Halses.	**Apis D6** **Häufige Gaben, anfänglich alle 10 Minuten**
Allergische Erkrankungen der Haut oder der Schleimhaut. Juckreiz, Pollenallergie, Allergien der Atemwege.	**Histaminum hydrochloricum D12** **1x täglich**
Pollenallergie, allergischer Schnupfen, allergisches Asthma, allergische Hauterkrankungen und Ekzeme.	**Galphimia glauca D6** **3x täglich**
Allergische Nesselsucht.	**Urtica urens D6** **3x täglich**
Ekzeme, Nesselsucht, verstopfte Nase.	**Formica rufa D12** **1x täglich**

Praxistipp: Bei starkem allergischem Juckreiz kann der Katze auch äußerlich geholfen werden, um den Juckreiz schnell zu stoppen. Tragen Sie Halicar Salbe ein- bis zweimal täglich dünn auf die betroffenen Stellen auf, auch wenn die Stelle schon aufgekratzt ist.
Bei allergischen Ekzemen mit mäßigem Juckreiz können Sie ein- bis zweimal täglich Rescue Salbe dünn auf die betroffenen Stellen auftragen.

▷ Bachblüten zur Unterstützung bei Allergie

Beech	Die Katze beißt sich dauernd, rupft sich das Fell aus. Allergische Reaktionen.
Crab Apple	Die Katze putzt, leckt und kratzt sich andauernd. Sie hat eine Allergie.
Holly	Plötzliche heftige allergische Reaktion.
Impatiens	Unruhige und nervöse Katzen. Futtermittelunverträglichkeit.

▷ Appetitlosigkeit

Appetitlosigkeit nach schweren Krankheiten. Die Katze ist sehr schwach und müde.	**Arsenicum album D30 1x täglich**

▷ Bachblüten zur Unterstützung bei Appetitlosigkeit

Olive	Die Katze ist müde und erschöpft. Sie ist zu erschöpft zum Fressen. Auch bei Erschöpfung und Appetitlosigkeit während und nach Krankheiten.
Wild Rose	Die Katze ist apathisch und teilnahmslos, sie weigert sich zu fressen und zu trinken.

▷ Fettleibigkeit

Großer Appetit, Fettleibigkeit. Die Katze ist extrem faul und sieht immer etwas schmuddelig aus.	**Sulfur D30 1x täglich**
Ständiger Hunger, schon immer dickleibige Katzen mit wenig Lust auf Bewegung.	**Calcium carbonicum D30 1x täglich**
Katzen, die zur „Rundlichkeit" neigen. Häufig verstopft und aufgebläht.	**Graphites D30 1x täglich**
Fettleibige Katzen, die zunehmen, auch wenn sie nicht viel fressen.	**Madar D4 3x täglich**

▷ Immunschwäche

Das Immunsystem der Katze ist schwach, sie wird immer wieder krank.	**Echinacea D12 1x täglich**
Immunschwäche bei sehr jungen und sehr alten Katzen. Ständige Infekte.	**Barium carbonicum D12 1x täglich**

▷ Bachblüten zur Unterstützung bei Immunschwäche

Centaury	Liebe, freundliche Katzen, die zu Infektionskrankheiten und Parasitenbefall neigen. Sie lassen sich alles gefallen. Besonders für junge Tiere.

▷ Impffolgen

Die Katze zeigt an der Impfstelle eine lokale Schwellung. Beginnender Impfabszess.	**Silicea D6** **3x täglich**
Allgemeine Impfschäden: Hautsymptome, allgemeine Symptome, allergische Reaktionen.	**Thuja D200** **Einmalige Gabe**

▷ Kastration

Verbesserung der Wundheilung nach Kastration.	**Calendula D6** **3x täglich**
Stärkung des Immunsystems nach dem Eingriff, Verhinderung einer Wundinfektion. Stärkt den Allgemeinzustand des operierten Tieres.	**Echinacea D12** **1x täglich**
Psychische Folgeerscheinungen der Kastration. Das Tier ist durch den Eingriff in seiner Persönlichkeit verändert.	**Staphisagria D200** **Einmalige Gabe**

▷ Schock

Schock durch Verletzung oder durch psychische Ursachen. Panikzustände. Todesfurcht. Die Katze ist ängstlich und sehr unruhig.	**Aconitum D200** **Einmalige Gabe**
Schock durch Unfall oder traumatische Erlebnisse. Die Katze ist wie erstarrt vor Furcht. Verlust des Bewusstseins. Lähmung.	**Opium D200** **Einmalige Gabe**

▷ Bachblüten zur Unterstützung bei Schock

Rescue Remedy	Stabilisiert die Katze psychisch nach einem Unfall oder einem anderen traumatischen Ereignis.
Rock Rose	Schock- und Unfallsituationen. Die Katze ist panisch, kopflos, beißt und kratzt.
Star of Bethlehem	Verhaltensänderung nach Schock- oder Unfallerlebnissen. Die Katze ist gedrückt bis apathisch. Diese Blüte kann auch eingegeben werden, wenn das Ereignis länger zurück liegt, die Katze es aber noch nicht verkraftet hat.

▷ Vergiftung

Eine Vergiftung ist ein Notfall und **muss unbedingt vom Tierarzt behandelt werden!** Homöopathie kann hier aber unterstützen und eine Erstversorgung sein!

Vergiftung durch verdorbenes oder falsches Futter. Überfütterung/Überfressen. Vergiftung durch Arzneimittel.	**Nux vomica D6 3x täglich**
Vergiftungen durch chemische Substanzen wie zum Beispiel Mittel zur Bekämpfung von Schädlingen oder auch Pflanzenschutzmittel oder Nikotin. Vergiftungen durch verdorbene Futtermittel. Vergiftung durch vergiftete Beutetiere. Vergiftung durch Giftpflanzen.	**Okoubaka D4 3x täglich**

▷ Bachblüten zur Unterstützung bei Vergiftungen

Rescue Remedy	Akute Vergiftung. Die Katze hat starke Schmerzen oder ist bereits kollabiert.
Crab Apple	Unterstützt die Ausleitung von Giftstoffen.

▷ Wunden

Offene Wunden, die bluten. Risswunden. Eiternde Wunden. Schlecht abheilende Wunden an Stellen, die dazu führen, dass die Wunde schlecht abheilen kann (Gelenkbeugen, Krallen)	**Calendula D6** **3x täglich**
Offene, stark schmerzende Wunden. Starke Blutungen.	**Hamamelis D6** **3x täglich**
Eingerissenes Gewebe, Schnittwunden.	**Staphisagria D6** **3x täglich**
Bisswunden, Kampfwunden.	**Ledum D6** **3x täglich**

Praxistipp: Biss- und Kampfwunden von anderen Tieren haben eine hohe Infektionsgefahr. Säubern Sie die Wunde, wenn möglich, sorgfältig mit einer jodhaltigen Desinfektionslösung. Geben Sie Ihrer Katze zusätzlich zu dem spezifischen Wundheilmittel Echinacea D12 1x täglich, um die Abwehrkräfte zu stärken. Sollte es doch zu einer Wundinfektion kommen, behandeln Sie mit anderen Mitteln weiter (siehe Haut/Abszess). Tiefe Wunden müssen unter Umständen genäht werden.

▷ Bachblüten zur Unterstützung bei Wunden und Blutungen

Rescue Remedy	Akute Verletzungen, Unfälle, Wunden, Blutungen, Schmerzen.

Meine Katze wird alt: Altersbeschwerden

▷ Altersbeschwerden allgemein

Allgemeine Alterbeschwerden mit beginnender Degeneration der Organe. Senilität. Schwerhörigkeit. Linsentrübung. Steife Gliedmaßen.	**Barium carbonicum D12** **1x täglich**

Müdigkeit und Atemnot bei Anstrengungen. Asthmatische Atmung.	**Quebracho D6 3x täglich Reichert das Blut mit Sauerstoff an**
Altersschwäche. Erschöpfung nach der geringsten Anstrengung. Die Katze verliert immer mehr an Gewicht. Geringe Lebenskraft. Kräfteverfall.	**Arsenicum album D30 Einmalige Gabe, Wiederholung nach Bedarf**
Struppiges, ungesund aussehendes Fell durch altersbedingte Störungen des Stoffwechsels. Teilweise Haarausfall. Trockene Haut.	**Sulfur D30 1x wöchentlich**
Altersbedingte Schwäche. Die Katze ist sehr mager und ruhelos. Linsentrübung und Schwerhörigkeit. Zittern der Gliedmaßen. Leichtes Schwanken nach dem Aufstehen.	**Phosphorus D30 1x wöchentlich**

▷ Altersherz

Altersbedingte Herzschwäche. Probleme des Herzmuskels. Unregelmäßiger Herzschlag. Schwäche und Antriebslosigkeit. Atemnot bei kleinen Anstrengungen.	**Crataegus D12 1x täglich „Das" Herztonikum für ältere Katzen**
Verstärktes Herzklopfen. Trockener Husten. Allgemeine Alterbeschwerden mit beginnender Degeneration der Organe. Senilität. Schwerhörigkeit. Linsentrübung. Steife Gliedmaßen.	**Barium carbonicum D12 1x täglich**
Altersherz mit Herzinsuffizienz. Stauungsbronchitis und Herzhusten.	**Scilla D12 1x täglich**
Altersbedingte Schwäche des Herzmuskels. Herzwassersucht.	**Arnica D200 1x monatlich Stärkt den Herzmuskel**

▷ Bewegungsapparat, altersbedingte Probleme

Altersbedingte Arthrosen und Spondylosen.	**Harpagophytum D12 1x täglich**
Steife und kraftlose Bewegungen. Spondylosen und Gelenkschmerzen. Altersbeschwerden.	**Causticum D30 1x wöchentlich**
Die Katze kann sehr schlecht aufstehen. Sie hat einen gekrümmten Rücken. Die Gelenke sind von der Arthrose verdickt. Eher rundliche Katzen, die sehr schnell ermüden. Atemnot bei kleinen Anstrengungen.	**Calcium carbonicum D30 1x wöchentlich**

▷ Diabetes

Altersdiabetes mit beginnenden Beschwerden wie vermehrter Durst, häufiger Harnabsatz und trockene Haut.	**Datisca cannabina D12 1x täglich**
Altersdiabetes. Die Katze nimmt ab. Sie hat großen Durst und setzt viel und häufig Harn ab.	**Syzygium D6 3x täglich**

▷ Hörstörungen

Die Katze ist schwerhörig. Sie hat allgemeine Altersbeschwerden.	**Barium carbonicum D12 1x täglich**
Die Katze hört sehr schlecht. Ihre Augen sind getrübt vom grauen Star. Sie hat häufig Blähungen.	**Phosphorus D30 1x wöchentlich**
Taubheit, grauer Star, die Sinnesleistungen der Katze lassen allgemein nach. Sie läuft unsicher und steif.	**Causticum D30 1x wöchentlich**

▷ Sehstörungen

Linsentrübung. Lichtempfindlichkeit, grauer Star. Die Katze hat allgemein altersbedingte Beschwerden.	**Barium carbonicum D12 1x täglich**
Linsentrübung.	**Silicea D30 1x täglich**
Starke Linsentrübung, grauer Star. Die Augen sind leicht geschwollen. Die Katze ist schwerhörig. Sie hat häufig Blähungen.	**Phosphorus D30 1x wöchentlich**

▷ Verhaltensänderungen, altersbedingt

Die Katze wirkt desorientiert und senil. Sie sucht verstärkt Schutz. Die Leistungen der Sinnesorgane lassen nach. Beginnende Degeneration der Organe. Asthma und Herzklopfen.	**Barium carbonicum D12 1x täglich**
Die Katze ist verwirrt und findet sich schlechter zurecht. Ihre Wahrnehmungsfähigkeit lässt deutlich nach.	**Ginkgo D6 3x täglich**
Großes Anlehnungsbedürfnis. Vor allem nachts ist die Katze ruhelos und ängstlich. Körperlicher Verfall und Schwäche. Herz- und Atembeschwerden, schnelle Erschöpfbarkeit.	**Arsenicum album D30 1x wöchentlich**
Demenz. Die Katze putzt sich nicht mehr. Sie ist verwirrt und findet sich schlecht zurecht. Die Hinterhand ist schwach und zittrig. Schwerhörigkeit, Harntröpfeln.	**Conium D30 1x wöchentlich**
Ängstlichkeit, jammert viel. Die Katze wirkt stumpf. Grauer Star, Schwerhörigkeit. Steifer, unsicherer Gang. Gelenkschmerzen und Spondylosen. Unwillkürlicher Harnabgang.	**Causticum D30 1x wöchentlich**

Altersstarrsinn. Verlangsamte Reaktionen. Die Katze leidet unter Arthrose und verminderter Leistung der Sinnesorgane. Sie hört schlecht.	**Calcium carbonicum D30 1x wöchentlich**
Nervosität und Ängstlichkeit. Die Katze hat Panikattacken. Sie wirkt sehr stark gealtert und mager. Sie wirkt sehr verwirrt.	**Argentum nitricum D30 1x wöchentlich**

▷ Bachblüten zur Unterstützung bei Altersbeschwerden

Heather	Großes Anlehnungsbedürfnis, die Katze will nicht alleine sein. Unsicherheit. Herzbeschwerden, Hautprobleme.
Rock Water	Altersstarsinn. Steife Bewegungen, Arthrosen.
Oak	Altersstarsinn, Erschöpfung. Die Katze ist nicht mehr so leistungsfähig und beweglich, kann dies nicht akzeptieren und verausgabt sich deshalb. Steife Bewegungen, Arthrosen.
Willow	Schlechte Laune, die Katze ist sehr mürrisch. Sie zieht sich zurück. Sie leidet unter allgemeinen Altersbeschwerden.
Hornbeam	Altersschwäche, Erschöpfung, Müdigkeit.
Olive	Altersschwäche und Kraftlosigkeit. Die Katze wirkt sehr müde, verbraucht und krank. Sie schläft sehr viel. Herzprobleme, Leber- und Nierenerkrankungen.
Walnut	Unsicherheit und Desorientierung. Unsicherheit durch nachlassende Sinne. Sterbebegleitung (erleichtert den Übergang).

Verhaltensprobleme

▷ Aggressivität und Zerstörungswut

Scheue, misstrauische Katze. Angst vor Fremden. Neigung zur plötzlichen Reizbarkeit.	**Lycopodium C200 Einmalige Gabe, Wiederholung bei Bedarf**
Die Katze ist überempfindlich gegenüber äußeren Einflüssen. Sie ist ängstlich und misstrauisch. Streicheln macht sie wütend und aggressiv. Die Katze hat Schlechtes erlebt. Ihre Aggression entspringt der Vorgeschichte und dem mangelnden (Selbst)Vertrauen.	**Natrium chloratum C200 Einmalige Gabe, Wiederholung bei Bedarf**
Empfindliche und reizbare Katze. Sie scheint immer zum Zank aufgelegt zu sein. Boshafte Charakterzüge. Kratzt ohne Grund. Lässt sich nicht gerne untersuchen.	**Chamomilla C200 Einmalige Gabe, Wiederholung bei Bedarf**
Nervöse und gereizte Katze. Sie wird schnell zornig, dann aggressiv und kratzt und beißt. Überempfindlich gegen Licht, Geräusche und Gerüche. Mag keine Berührungen.	**Nux vomica C200 Einmalige Gabe, Wiederholung bei Bedarf**
Die Katze zeigt heftige, unkontrollierbare Reaktionen. Sie ist sehr angriffslustig, gereizt bis boshaft. Wenn man die Katze bedrängt, beißt und kratzt sie – sogar den eigenen Besitzer.	**Belladonna C200 Einmalige Gabe, Wiederholung bei Bedarf**
Aggressive und besonders heftige Katze. Ihr Verhalten ist gezeichnet von Gewalttätigkeit und Zerstörungsattacken. Die Gewalt kann sich gegen Personen und Gegenstände richten. Beißt und kratzt. Auslöser des Verhaltens ist häufig ein Schockerlebnis.	**Stramonium C200 Einmalige Gabe, Wiederholung bei Bedarf**

▷ Bachblüten zur Behandlung bei Aggressivität und Zerstörungswut

Beech	Selbstbewusste Katzen, die „Feinde" ohne Vorwarnung angreifen. Sie suchen Streit und sind aggressiv gegen Menschen und Artgenossen. Sie kratzen und beißen.
Holly	Wütende und angriffslustige Katzen, die auch vor ihrem Besitzer nicht Halt machen. Die Aggression ist gegen ein bestimmtes Tier oder einen bestimmten Menschen gerichtet. Zerstörungswut. Eifersucht.
Cherry Plum	Die Katzen haben unbeherrschte Wutausbrüche. Die Pupillen sind starr und weit geöffnet. Während dieser Anfälle sind die Tiere unkontrollierbar und aggressiv.
Vine	Sehr dominante Tiere, kleine Tyrannen. Aggressivität, um ihre Dominanz durchzusetzen. Artgenossen werden verprügelt. Wenn ihnen etwas nicht passt, gehen sie auch auf ihren Besitzer los.
Scleranthus	Unausgeglichene Katzen, die zu extremen Stimmungsschwankungen neigen. Von einem Augenblick zum anderen kann Schmusen in Beißen übergehen.
Water Violet	Extreme Einzelgänger. Artgenossen wird stets mit Aggressivität begegnet. Probleme mit zwei- oder vierbeinigem Familienzuwachs. Rückzug oder Aggressivität.
Wild Oat	Gelangweilte Katzen. Einzelgänger. Sie sind mit der Situation unzufrieden und lassen es an ihrer Umgebung aus. Zerstörungswut.
Heather	Aufdringliche Katzen, die abhängig vom Besitzer sind. Sie neigen bei Nichtbeachtung zur Zerstörungswut und Selbstverstümmelung.

▷ Angst

Angst nach einem Schock- oder Schreckerlebnis. Ängstliche Unruhe auch in der gewohnten Umgebung nach dem Erlebnis.	**Aconitum C200 Einmalige Gabe, Wiederholung bei Bedarf**
Angst bei Gewitter, Silvester, knallenden Geräuschen. Große Nervosität und Furcht. Angst vor dem Tierarzt, Angst vor Berührung von Fremden. Aggressive Verhaltensweisen entspringen der Angst der Katze.	**Phosphorus C200 Einmalige Gabe, Wiederholung bei Bedarf**
Angst vor kommenden Ereignissen wie z.B. Tierarztbesuch oder Ausstellungen. Durchfall aus Angst. Vor dem Ereignis verabreichen!	**Argentum nitricum C200 Einmalige Gabe, Wiederholung bei Bedarf**
Schüchterne und ängstliche Katzen. Freundliche und sanfte, meist weibliche Tiere. Lieben es, gestreichelt und hochgehoben zu werden. Wechselhafte Stimmungen. Drängen sich bei Angst an den Besitzer oder krallen sich an ihm fest.	**Pulsatilla C200 Einmalige Gabe, Wiederholung bei Bedarf**
Schüchterne Katzen, die lange brauchen, um Vertrauen zu fassen. Veränderungen werden schlecht verkraftet. Die Angst ist nicht so offensichtlich, die Tiere gehen den Dingen, die sie ängstigen, aus dem Weg. Geht das nicht, reagieren sie mit Krankheit. Eher korpulente Katzen.	**Calcium carbonicum C200 Einmalige Gabe, Wiederholung bei Bedarf**
Angst vor Dunkelheit. Unsauberkeit (Kot und Urin) aus Angst. Die Katze ist gewöhnt, ihr Geschäft draußen zu erledigen und traut sich nicht mehr raus. Aggressivität in beängstigenden Situationen. Gewalttätigkeit.	**Stramonium C200 Einmalige Gabe, Wiederholung bei Bedarf**

Angst vor Sturm und Wind. Angst vor Donner. Angst, schon bevor ein Gewitter beginnt.	**Rhododendron C200 Einmalige Gabe, Wiederholung bei Bedarf**
Große Angst, Todesangst. Ruhelosigkeit, Angst treibt die Katze immer wieder auf. Ständige Unruhe. Die Katze ist sehr erschöpft und abgemagert. Braucht jemand in der Nähe, Trost macht aber aggressiv. Beißt und kratzt aus Angst.	**Arsenicum album C200 Einmalige Gabe, Wiederholung bei Bedarf**

▷ Bachblüten zur Behandlung bei Angst

Aspen	Angst und Nervosität ohne ersichtlichen Grund. Die Katze ist sehr schreckhaft, bei der geringsten Kleinigkeit schreckt sie hoch, erstarrt oder verschwindet an ihren Fluchtplatz. Sie miaut vor Angst kläglich.
Cherry Plum	Durch Angst und inneren Druck haben die Katzen unbeherrschte Wutausbrüche. Die Pupillen sind starr und weit geöffnet. Während dieser Anfälle sind die Tiere unkontrollierbar und aggressiv.
Mimulus	Die Katze hat vor ganz bestimmten Personen, Artgenossen oder Situationen Angst, zum Beispiel Gewitter, Silvester oder Lärm.
Rock Rose	Große Angst, die Tiere reagieren wie gelähmt und werden dann völlig kopflos. Panikattacken und Unruhezustände in ganz bestimmten Situationen, zum Beispiel bei Gewitter, Silvester oder nach Unfällen.
Larch	Grundsätzlich schüchterne und zurückhaltende Katzen. Sie sind sehr verunsichert und reagieren auf kleine Veränderungen im Tagesablauf mit Rückzug oder Futterverweigerung.

Rescue Remedy	Angst und Panik. Schockerlebnisse. Löst seelische Verspannungen auf.

▷ Autoaggression

Nervöse und gereizte Katzen. Sie werden schnell zornig und dann aggressiv. Sie richten die Aggressionen gegen sich selbst und neigen zur Selbstverstümmelung. Überempfindlich gegen Licht, Geräusche und Gerüche. Mag keine Berührungen.	**Nux vomica C200 Einmalige Gabe, Wiederholung bei Bedarf**

▷ Bachblüten zur Behandlung bei Autoaggression

Beech	Selbstbewusste, aggressive Katzen. Aggressive Protestaktionen, Fellbeißen, wenn ihnen etwas nicht passt.
Mustard	Traurige, niedergeschlagene, depressive Katzen. Ehemals muntere Katzen zeigen kein Interesse mehr an ihrer Umwelt. Sie belecken oder beknabbern bestimmte Körperstellen bis aufs Blut.
Wild Oat	Gelangweilte Katzen. Einzelgänger. Sie sind mit der Situation unzufrieden und belecken und beknabbern sich deshalb dauernd.
Heather	Aufdringliche Katzen, die abhängig vom Besitzer sind. Sie neigen bei Nichtbeachtung zur Zerstörungswut und Selbstverstümmelung.

▷ Berührungsempfindlichkeit

Nervöse und gereizte Katzen, die sich nicht gerne anfassen lassen. Sie werden schnell zornig und dann aggressiv. Überempfindlich gegen Licht, Geräusche und Gerüche.	**Nux vomica C200 Einmalige Gabe, Wiederholung bei Bedarf**

Folgen von Kummer und Kränkung. Sehr sensible Katzen mit hysterischen Verhaltensweisen. Sehr berührungsempfindlich.	**Staphisagria C200 Einmalige Gabe, Wiederholung bei Bedarf**
Die Katze ist berührungsempfindlich an Hals und Bauch. Sie wehrt sich gegen Berührungen an diesen Stellen und gegen Einengung, besonders am Hals.	**Lachesis C200 Einmalige Gabe, Wiederholung bei Bedarf**

▷ Eifersucht

Freundliche und sanfte, meist weibliche Katzen. Lieben es, gestreichelt und hochgehoben zu werden. Wechselhafte Stimmungen. Eifersucht: drängt sich dazwischen, wird aber nicht aggressiv.	**Pulsatilla C200 Einmalige Gabe, Wiederholung bei Bedarf**
Die Katze ist eifersüchtig. Sie geht gegen „Rivalen“ an – das können andere Katzen oder auch weitere Haustiere sein. Sie wehrt sich gegen Berührungen an Hals und Bauch und gegen Einengung, besonders am Hals.	**Lachesis C200 Einmalige Gabe, Wiederholung bei Bedarf**
Argwöhnische, streitsüchtige und sehr eifersüchtige Katze. Sie kratzt und beißt vor Eifersucht. Hat regelrechte Eifersuchtsanfälle und geht auf den Konkurrenten wie in einem Wutanfall los. Vorsicht, solche Katzen lassen sich nicht gerne Medikamente verabreichen!	**Hyoscyamus C200 Einmalige Gabe, Wiederholung bei Bedarf**

▷ Bachblüten zur Behandlung bei Eifersucht

Holly	Eifersüchtige, wütende und angriffslustige Katzen, die auch vor ihrem Besitzer nicht Halt machen. Die Aggression ist gegen ein bestimmtes Tier oder einen bestimmten Menschen gerichtet. Zerstörungswut.

▷ Heimweh

Wechsel in eine andere Umgebung. Heimweh. Die Katze mag keinen Trost, zieht sich zurück, wird aber nicht aggressiv. Kann auch vorbeugend vor einem Umgebungswechsel verabreicht werden.	**Ignatia C200 Einmalige Gabe, Wiederholung bei Bedarf**

▷ Bachblüten zur Behandlung bei Heimweh

Honeysuckle	Kleinste Veränderungen machen diesen Katzen sehr zu schaffen und bringen sie aus dem Gleichgewicht. Ist der Besitzer nicht da oder werden sie für den Urlaub in andere Hände gegeben, haben sie starkes Heimweh. Sie verweigern das Futter und verkriechen sich.

▷ Putzzwang, Leckzwang

Ängstliche und unruhige Tiere. Angst kann in Aggression umschlagen, dann beißt und kratzt die Katze. Putzzwang, die Katze putzt und leckt sich ständig, bis sie blutig ist.	**Arsenicum album C200 Einmalige Gabe, Wiederholung bei Bedarf**
Die Katze ist überempfindlich gegenüber äußeren Einflüssen. Sie hat Angst, wehrt sich aber mit Beißen und Kratzen. Ein Trauma hat den Putzzwang ausgelöst. Die Katze kratzt sich blutig.	**Natrium chloratum C200 Einmalige Gabe, Wiederholung bei Bedarf**
Psychogener Leckzwang durch Kummer und Verlust oder den Wechsel in eine andere Umgebung.	**Ignatia C200 Einmalige Gabe, Wiederholung bei Bedarf**

▷ Bachblüten zur Behandlung bei Putzzwang, Leckzwang

Mustard	Traurige, niedergeschlagene, depressive Katzen. Ehemals muntere Katzen zeigen kein Interesse mehr an ihrer Umwelt. Sie belecken oder beknabbern bestimmte Körperstellen bis aufs Blut.
Crab Apple	Die Katzen zeigen ein übertriebenes Reinlichkeitsverhalten, sie lecken und putzen sich die ganze Zeit.

▷ Trauer und Verlust

Verlust der Bezugsperson. Umgebungswechsel, Besitzerwechsel. Kummer. Trennungsschmerz bei Trennung von anderen Tieren oder Menschen. Trennung vom Muttertier oder von den Katzenwelpen. Die Katze mag keinen Trost, zieht sich zurück, wird aber nicht aggressiv. Kann auch vorbeugend bei einer der oben genannten Veränderungen gegeben werden.	**Ignatia C200 Einmalige Gabe, Wiederholung bei Bedarf**
Lange zurück liegende Traumata. Kummer und Liebesentzug. Die Katze kommt über einen Verlust nicht hinweg. Sie mag nicht gestreichelt werden. Wird aggressiv.	**Natrium chloratum C200 Einmalige Gabe, Wiederholung bei Bedarf**

▷ Bachblüten zur Behandlung bei Trauer und Verlust

Gentian	Sensible, depressive Katzen. Trennung oder Tod von anderen Tieren oder Menschen. Umzug. Diese Katzen verkraften negative Erlebnisse sehr schlecht (auch Tierarztbesuche!).

Honeysuckle	Kleinste Veränderungen machen diesen Katzen sehr zu schaffen und bringen sie aus dem Gleichgewicht. Depression durch Besitzerwechsel, Ortswechsel oder Veränderungen in der vertrauten Umgebung (auch das Umstellen der Möbel kann dazu führen). Sie verweigern das Futter und verkriechen sich.
Walnut	Hilft der Katze, Stress bei Veränderungen besser zu verkraften. Das Tier ist bei veränderten Lebensumständen unsicher und desorientiert: Umzug, Besitzerwechsel, Familienzuwachs. Eingewöhnungsprobleme bei Tierheimtieren in der neuen Familie.
Willow	Die Katze ist misstrauisch, schlecht gelaunt und leicht beleidigt. Schon bei kurzer Abwesenheit des Besitzers ist sie beleidigt und zieht sich zurück.
Star of Bethlehem	Zwischen der Katze und ihrer Bezugsperson bestand eine besonders enge Beziehung. Der Verlust ist ein Schock für die Katze. Sie ist traurig und apathisch. Sie hat kein Interesse mehr an ihrer Umgebung.

▷ Unruhe und Hyperaktivität

Unruhe und Angst. Die Katze ist ruhelos, obwohl sie sehr schwach und erschöpft ist. Sie ist nervös und mager. Weicht bei Annäherung zurück.	**Arsenicum album C200 Einmalige Gabe, Wiederholung bei Bedarf**
Nervosität und Unruhe. Sehr kälteempfindliche Katzen. Nervöses Herzklopfen. Lärm macht nervös. Die Katze ist dauernd in Bewegung.	**Coffea C200 Einmalige Gabe, Wiederholung bei Bedarf**

Nervosität und große Unruhe. Geräuschempfindlich und berührungsempfindlich. Zuckt bei Berührung zusammen. Die Katze zittert im Schlaf. Sie schreckt auf.	**Zincum metallicum C30 1x täglich**
Ruhelosigkeit. Die Katze kann sich nicht entspannen und schläft nicht oder schlecht. Unruhe in fremder Umgebung. Generell beruhigende Wirkung!	**Passiflora C30 1x täglich**

▷ Bachblüten zur Behandlung bei Unruhe und Hyperaktivität

Impatiens	Unruhige und angespannte Katzen. Nervosität und Hast. In ihrer Ungeduld auch aggressiv gegenüber dem Halter. Hastige Fresser. Ständige innere Anspannung.
Cherry Plum	Die Katzen haben unbeherrschte Wut- und Temperamentausbrüche. Sie sind unbeherrscht und angespannt. Die Pupillen sind starr und weit geöffnet. Während dieser Anfälle sind die Tiere unkontrollierbar und aggressiv.
Rock Rose	Panikattacken und Unruhezustände in ganz bestimmten Situationen, zum Beispiel bei Gewitter, Silvester oder nach Unfällen.
Vervain	Drahtige und aufmerksame Katzen, denen nichts entgeht. Fleißige Jäger. Hyperaktivität, die Katze kommt nicht zur Ruhe und steht ständig unter Spannung.
White Chestnut	Die Katze verharrt ständig in einer angespannten Körperhaltung, sie ist innerlich sehr angespannt, sodass sie völlig abwesend ist. Die innere Unruhe äußert sich durch diese Form von Anspannung.

▷ Unsauberkeit

Unsauberkeit als Folge einer Kränkung, z.B. ein neues Tier im Haus. Kot und Urin werden irgendwo abgesetzt. Unsauberkeit (Urin) nach Kastration.	**Staphisagria C200 Einmalige Gabe, Wiederholung bei Bedarf**
Unsauberkeit aufgrund von Stress. Harninkontinenz unter Stressbedingungen. Harninkontinenz im Schlaf. Die Katze sondert sich ab. Sie ist berührungsempfindlich. Gleichgültigkeit, Depression.	**Sepia C200 Einmalige Gabe, Wiederholung bei Bedarf**
Unsauberkeit (Kot und Urin) aus Angst. Die Katze ist gewöhnt, ihr Geschäft draußen zu erledigen und traut sich nicht mehr raus. Aggressivität in beängstigenden Situationen. Angst vor der Dunkelheit. Gewalttätigkeit.	**Stramonium C200 Einmalige Gabe, Wiederholung bei Bedarf**
Unsauberkeit aus Erregung. Argwöhnische, streitsüchtige und sehr eifersüchtige Katzen. Die Katze kann Harn- und Kotabsatz in Erregungssituationen nicht kontrollieren.	**Hyoscyamus C200 Einmalige Gabe, Wiederholung bei Bedarf**
Unsauberkeit aus Zorn. Nervöse und gereizte Katzen. Beleidigte Katzen. Katzen mit unangenehmer Vorgeschichte, die dadurch boshaft erscheinen.	**Nux vomica C200 Einmalige Gabe, Wiederholung bei Bedarf**

▷ Bachblüten zur Behandlung bei Unsauberkeit

Beech	Selbstbewusste, aggressive Katzen. Wenn ihnen etwas nicht passt, zum Beispiel der Besuch oder ein Neuzugang, dann reagieren sie mit Protestpinkeln.

Crab Apple	Die Katzen zeigen ein übertriebenes Reinlichkeitsverhalten, sie benutzen das Katzenklo nur, wenn es sehr sauber ist (unter Umständen nur einmal). Ansonsten machen sie neben das Katzenklo.
Chicory	Die Katze will im Mittelpunkt der Aufmerksamkeit stehen. Tut sie das nicht, reagiert sie mit Protestpinkeln.
Holly	Wütende und angriffslustige Katzen, die auch vor ihrem Besitzer nicht Halt machen. Die Aggression ist gegen ein bestimmtes Tier oder einen bestimmten Menschen gerichtet. Zerstörungswut. Eifersucht. Protestpinkeln.
Pine	Unterwürfige und unterdrückte Katzen. Sie werden von einem (oder mehreren) Artgenossen tyrannisiert. Sie sind sehr ängstlich. Sie sind unsauber, weil sie verunsichert und unterdrückt sind.
Gorse	Kranke, apathische und teilnahmslose Tiere. Die Unsauberkeit ist durch eine Erkrankung entstanden.
Chestnut Bud	Die Katze vergisst, das Katzenklo zu benutzen, weil sie unaufmerksam und ungelehrig ist.
Star of Bethlehem	Unsauberkeit durch ein Schockerlebnis. Die Tiere sind traurig und traumatisiert.

Die wichtigsten homöopathischen Katzen-Mittel

Abrotanum	Abmagerung, Appetit normal, Blähbauch, Durchfall wechselt mit Verstopfung, schwache Verdauung, Wurmbefall.
Acidum benzoicum	Deutlicher Ammoniakgeruch, Harnsteine, chronische Nierenentzündung, Urin dunkelgelb bis dunkelbraun, Urin sauer, Urin stinkt abstoßend, Urinfarbe veränderlich, Uringeruch an der Katze.
Aconitum	Angst nach Schock, Atembeklemmung bei Bewegung, Augen tränen stark, Augenentzündung durch Wind oder Zug, Bindehautentzündung, Bronchitis im Anfangsstadium, trockener Husten, empfindlicher Kehlkopf, Kippfenstersyndrom, Schock, Lidschwellung, plötzliche und heftige Mittelohrentzündung, Schock, Symptome setzen plötzlich ein, Verschlechterung im warmen Zimmer.
Allium cepa	Augen tränen reichlich, Augen tränen und brennen, Bindehautentzündung, Fließschnupfen, Katzenschnupfen, Lichtempfindlichkeit bei Bindehautentzündung, reichlicher und wässriger Nasenfluss, Niesen im warmen Raum, Schnupfen.
Apis mellifica	Allergie, akute Reaktion, allergische Atembeschwerden, allergische Schwellungen, Berührungsempfindlichkeit, akute Blasenentzündung, fehlender Durst, allergisches Ekzem, ständiger Harndrang, Haut geschwollen, Haut schmerzhaft, kühle Plätze werden aufgesucht, Nesselausschlag, häufiges Urinieren, kleine Mengen Urin, Wärme verschlechtert.

Argentum nitricum	Alter: Abmagerung, Ängstlichkeit, Nervosität, Verwirrung und Panik, Alterung schnell. Angst vor kommenden Ereignissen, Augenwinkel geschwollen und rot, Bindehaut geschwollen und rot, Durchfall aus Angst, Hornhautentzündung, Hornhauttrübung.
Arnica	Altersherz, Herzmuskelstärkung, Augenverletzung, Auge ist blutunterlaufen, Bänderzerrung, Muskelentzündung, Nasenbluten nach Verletzung Muskelzerrung, Othämatom – Füllung weich, Quetschung, Muskelschädigung, Sehnenzerrung, Verstauchung.
Arsenicum album	Abmagerung, Abmagerung nach schweren Erkrankungen, extreme Abmagerung, großes Anlehnungsbedürfnis im Alter, Altersbeschwerden, große Angst, Todesangst, Appetitlosigkeit, schuppige Ausschläge, Brechdurchfall, Colitis, Durchfall stinkt faulig, Durst, trinkt häufig kleine Mengen, Ekzem, Erbrechen von Blut, Schleim und Galle, dauerndes Erbrechen, Erschöpfung, Harnabsatz spärlich, Haut heiß, trocken, juckend, Katzenseuche, Kräfteverfall, Lebenskraft gering, Nervosität, Nierenentzündung, chronisch, Pusteln und Geschwüre, Putzzwang, Leckzwang bis aufs Blut, Rastlosigkeit, Rückenschmerzen, Schwäche, Urin blutig, Urin mit Eiweiß.
Barium carbonicum	Alter, Degeneration der Organe, Desorientierung. Altersbeschwerden, Altersherz, Gliedmaßen steif, Grauer Star, trockener Husten, Immunschwäche alter Katzen, Immunschwäche junger Katzen, Linsentrübung, Schwerhörigkeit, Sehstörungen im Alter, Senilität.

Belladonna	Angriffslust, Atmung beschleunigt, Augen zugeschwollen, Außenohrentzündung mit Rötung der Ohrmuschel, schmerzhafte Außenohrentzündung, Bindehaut hochrot, Bindehautentzündung, Bosheit, Bronchitis, Fieber, ständiger Harndrang, Harninkontinenz, Harntröpfeln, bellender Husten, trockener und kitzelnder Husten, Katzenschnupfen, Lichtempfindlichkeit der Augen, schmerzhafte Mittelohrentzündung, Nervosität, akute Nierenentzündung, Übererregung, Urin trüb, dunkel, blutig, phosphathaltig, Zahnfleisch geschwollen, feuerrote Zahnfleischentzündung.
Berberis	Blasenentzündung, Durchfall lehmfarben, Ekzem am Anus, Ekzem an den Pfoten, chronisches Ekzem, Gallenprobleme, mehliger Harngrieß, Harnsteine, Hautjucken, Hautprobleme, starker Juckreiz, Leberprobleme, Schmerzen nach dem Urinieren, Schmerzen vor dem Urinieren, kolikartige Schmerzen im Leber- und Nierenbereich, Schmerzen in der Lendenregion, Schwäche, Urin enthält Schleim oder Satz, Urin hat strengen Geruch, häufiges Urinieren.
Borax	Aphten, Augen entzündet und verklebt, Geräuschempfindlichkeit, Geschwüre im Mund, Katzenschnupfen, Mundgeruch, Nase geschwollen und wund, Speichelfluss verstärkt, blutige Zahnfleischentzündung.
Bryonia	Bronchitis, vermehrter Durst, trockener Husten, Hustenanfälle im Warmen, Kot schwarz, wie verbrannt, Schleimhäute sehr trocken, Verstopfung, harter trockener Kot.

Calcium carbonicum	Alter: Probleme des Bewegungsapparates, Schwerhörigkeit, verminderte Sinnesleistungen, Altersstarrsinn. Angst: fasst langsam Vertrauen, Schüchternheit, Veränderungen werden schlecht verkraftet. Arthrose: gekrümmter Rücken, verdickte Gelenke. Durchfall junger Katzen, Durchfall riecht sauer, Fettleibigkeit, ständiger Hunger, Katze bewegt sich nicht gerne, Katzen eher rundlich, Kot erst hart, dann flüssig.
Calcium fluoratum	Arthrose, Gelenkschmerzen, Karies, Zähne locker, Zähne sind dunkel, Zahnschmelz angegriffen.
Calendula	Augenverletzung, Kampfwunden, Risswunden, blutende Wunden, schlecht heilende Wunden, Wundheilungsförderung nach Kastration.
Cantharis	Blasenentzündung, Harn schleimig, trüb, blutig, ständiger Harndrang, Harninkontinenz, Nervosität und Reizbarkeit, akute Nierenentzündung, Ruhe bessert, häufiges Urinieren, tröpfchenweises Urinieren, Wärme bessert.
Carduus marianus	Durchfall wechselt mit Verstopfung, Erbrechen, Gelbsucht, Leberzirrhose, Schmerzen in der Lebergegend, Würgen.
Causticum	Alter: Gang unsicher, Gelenkschmerzen, jammert viel, Harninkontinenz, Sinnesleistungen lassen im nach, Spondylosen, Verhaltensänderung, Stumpfheit, Taubheit. Blasenentzündung, Grauer Star, Harnabgang unwillkürlich, chronische Mittelohrentzündung, Mittelohrentzündung, Probleme mit dem Gleichgewicht.

Chamomilla	Bauchschmerzen, Blähungen, Boshaftigkeit, krampfartiger Durchfall, reizbare und empfindliche Katzenwelpen, Reizbarkeit, Trommelbauch, Unruhe.
Chelidonium	Durchfall wechselt mit Verstopfung, Kot gelblich-lehmfarben, akute und chronische Lebererkrankungen, Müdigkeit, Schleimhäute gelblich.
China	Schmerzloser und schaumiger Durchfall, Entwässerung, Erbrechen unverdauter Nahrung, Schwäche und Entkräftung.
Conium	Alter: Schwerhörigkeit, Verwirrung, zittrig, Demenz. Kippfenstersyndrom: Lähmung der Blase, Lähmung des Darmes, Lähmungen der Extremitäten. Kopfschiefhaltung, Mittelohrentzündung, Gleichgewichtsprobleme, Gleichgewichtsverlust.
Crataegus	Altersherz, Herzschlag unregelmäßig, Herzschwäche, Kreislaufschwäche, Schwäche und Antriebslosigkeit.
Cuprum arsenicosum	Häufiges Erbrechen, chronische Nierenentzündung, Nierenfunktion unzureichend, Urin dick, Urin riecht nach Knoblauch, Urin streng riechend.
Drosera	Atmung erschwert, krampfartiger Husten, trockener Husten, Hustenanfälle.
Echinacea	Häufige Entzündungen, Haut um Zeckenstich warm und entzündet, Immunschwäche, Infektion lokal, nach Kastration zur Stärkung des Immunsystems, häufige Mittelohrentzündung, Zeckenstich.
Euphrasia	Augen tränen stark, Augen verklebt, Bindehautentzündung, Schnupfen, Sekret mild und wässrig.

Ferrum metallicum	Atemnot, Bronchitis, Fieber, Husten trocken und krampfartig, Hustenanfall beim Hinlegen, Schwäche.
Ferrum phosphoricum	Augen gerötet, Blutung hellrot, Fieber, Katzenschnupfen, Lymphknotenschwellung, Nasenausfluss, Nasenbluten aus beiden Nasenlöchern.
Flor de piedra	Durchfall wechselt mit Verstopfung, Hinterläufe steif, Lebererkrankungen durch Toxine, Leberschädigung, Leberzirrhose, Unruhe.
Galphimia glauca	Allergischer Schnupfen, allergisches Asthma, Atmung asthmatisch, allergisches Ekzem, Ekzem juckend, Haut schuppig, Haut trocken, Husten allergisch, ständiger Nasenausfluss, Pollenallergie.
Graphites	Absonderungen klebrig, borkig, gelblich, Ausschlag an den Ohren, Ekzeme, Ekzem in Gelenkbeugen, Fettleibigkeit, Hautausschläge, Krusten honigfarben, Ohrmilben, pummelige Katzen, Verstopfung und Aufblähung, Wärme verstärkt Juckreiz.
Hamamelis	Augenverletzung: Auge blutunterlaufen, Auge rot und zugeschwollen. Reichlich Nasenbluten, Nasenbluten aus beiden Nasenlöchern. Othämatom, weich, dunkel-bläulich. Wunden, stark blutend.
Harpagophytum	Arthrose, Arthrose älterer Tiere, Arthrose sehr schmerzhaft, Spondylose.

Hepar sulfuris	Abszess, After gerötet und geschwollen, Analbeutelverstopfung, Sekret tröpfelt aus Analdrüsen, Augen sondern Eiter ab, Bindehautentzündung, Eiter reicht nach altem Käse, Eiterungen blutig, Eiterungsneigung, Geschwür, Katze sucht warme Plätze, Katzenschnupfen, eitrige Mittelohrentzündung, Nase verstopft, Nasenabsonderungen dick, eitrig, übelriechend, Schnupfen, Nasenlöcher wund vom Schnupfen, Zahnwurzelvereiterung, zäher Eiter sichtbar.
Hypericum	Kippfenstersyndrom, Lähmungen und Schmerzen, Nervenschädigung.
Ignatia	Heimweh, Kummer, Putzzwang, Leckzwang durch Kummer oder Verlust, Trauer, Trennungsschmerz, Umgebungswechsel, Verlust.
Ipecacuanha	Atemnot bei geringster Anstrengung, Brechdurchfall, Erbrechen stark und häufig, Husten heftig und unaufhörlich, Würgen, Krämpfe.
Iris versicolor	Bauch aufgebläht, Blähungskoliken, Colitis, Diabetes, Durchfall weich, gelb, cremig, Erbrechen sauer, blutig, frisst übermäßige Mengen, Kotmengen sehr groß, Pankreasinsuffizienz.
Jodum	Abmagerung, Appetit gewaltig, Gewichtsabnahme, Haut und Fell trocken, Hunger, Kot schaumig und fettig, Pankreasinsuffizienz, Schilddrüsenprobleme.
Kalium arsenicosum	Ekzem chronisch und stark, Haut trocken, schuppig, Hautschuppungen groß, Juckreiz unstillbar und unerträglich, Ruhelosigkeit, Nervosität, Wärme verschlechtert.

Kalium bichromicum	Auswurf zäh, klebrig, schleimig, Husten bellend, Husten mit zähem Auswurf, Nase verstopft, Nasenabsonderungen dick und fadenziehend, niest viel, Schnupfen, Schnupfen chronisch und langwierig.
Kreosotum	Geschwüre der Maulschleimhaut, Karies, fauliger Mundgeruch, Zähne angegriffen, fleckig, Zähne zerfallen, Zahnfleisch schwammig, blutige Zahnfleischentzündung.
Lachesis	Absonderungen riechen faulig, Atemnot, Atmung schnell, Augen verschwollen, Berührungsempfindlichkeit an Hals und Bauch, Bronchitis, Eifersucht, geht auf den Rivalen los, Husten trocken und erstickend, Husten kurz, Infektion lokal, bläulich verfärbt, Katze zittrig, Katzenschnupfen, Kehlkopf empfindlich, Mundschleimhaut geschwollen, schwammig, Mundschleimhaut mit beginnenden Geschwüren, Othämatom Füllung prall, bläulich, Othämatom links, kühle Ruheplätze, Zahnfleischentzündung bläulich, Zeckenbiss, Zunge und Gaumen haben offene Stellen.
Ledum	Bisswunden, Infektion lokal, Kampfwunden, Schwellung hart, Zeckenstich.
Lycopodium	Abgang von Winden, Abmagerung, Angst vor Fremden, Bauchschmerzen, Bauchwassersucht, Blähbauch, Blähungen, chronisches Ekzem, Gastritis, Haare wie abgebrochen, Haut sehr trocken, Hautjucken heftig, Hunger, wählerisch beim Fressen, Kot hart und klein, Leberprobleme chronisch, Leberzirrhose, misstrauisch, plötzliche Reizbarkeit, Scheu.

Mercurius solubilis	Analdrüsen: Absonderungen Sekret, Blut, Eiter, stinkende Absonderungen. Analbeutelverstopfung, Analdrüsenentzündung, Augenentzündung chronisch, Augenlider geschwollen, Bindehautentzündung, Colitis, Durchfall, Hornhautentzündung schleimig-eitrig, Husten mit Auswurf, Karies, angegriffener Zahnschmelz, Katzenschnupfen, Kot blutig, schleimig, Lichtscheue extrem bei Augenerkrankung, Mittelohrentzündung mit blutigen Absonderungen, Mittelohrentzündung mit gelblich-grünlichen Absonderungen. Mittelohrentzündung mit stinkenden Absonderungen, Mundgeruch stark, Nase entzündet, verstopft, Nasenfluss eitrig, Nasenfluss reichlich, scharf, wundmachend, Nasenlöcher gereizt, Rotz gelb-grün, stinkend, Schnupfen, Tränenfluss scharf und wundmachend, Tränenfluss reichlich, Zähne locker, Zahnfleischbluten und -rückgang, Zahnfleischentzündung.
Myristica sebifera	Abszess: Krallen, Krater eitrig, sehr schmerzhaft. Anadrüsen eitriges, blutiges Sekret, Analbeutelentzündung, Analbeutelverstopfung, Zahnfistel, Zahnwurzelvereiterung hartnäckig.
Natrium chloratum	Abmagerung durch psychische Probleme, aggressiv, ängstlich, Ekzem Gelenkbeugen, Haarausfall mit trockenen Krusten, Haare schütter am Rücken, Haut trocken und juckend, Kummer, Kummer lange zurückliegend, Leckzwang durch Trauma, Liebesentzug, Putzzwang durch Trauma, scheu, Schüppchen klein, weiß, Trauma, Verlust, Verlust lange zurückliegend.

Nux vomica	Abgang von Winden, Autoaggression, Berührungsempfindlichkeit, Blähungen, Erbrechen nach Einnahme von Medikamenten, Erbrechen nach Überfressen, Erbrechen von Schleim oder Galle, Gastritis, Gereiztheit, kein Durst, Leberprobleme, Nervosität, Oberbauch aufgebläht, Reizbarkeit, Übelkeit, Überempfindlichkeit, Überempfindlichkeit gegen äußeren Eindruck, Überfressen, Unsauberkeit aus Zorn, vergeblicher Versuch Kot abzusetzen, Vergiftung durch Arzneimittel, Vergiftung durch Futtermittel, Verstopfung, aber normaler Kot, Würgereiz, Zorn.
Okoubaka	Vergiftungen durch chemische Substanzen.
Phosphorus	Angst vor dem Tierarzt, Angst vor Fremden, Atmung beschleunigt, Angst vor Gewitter, Angst vor Knall, Angst vor Silvester, Atemgeräusch rau, Blähungen, Bronchitis, Erbrechen kurz nach dem Fressen und Trinken, Erbrechen von kleinen Mengen, Gastritis, Gelbsucht, Grauer Star, Husten erschüttert den Körper, Kot riecht sehr streng, Husten trocken und quälend, Kraftlosigkeit, Leberzirrhose, Linsentrübung stark, Magerkeit, Nasenbluten beide Nasenlöcher, Nasenbluten häufig, chronisch, Nasenbluten starker Blutfluss, Schwäche altersbedingt, Schwerhörigkeit im Alter, Stauungsleber, Zahnfleischbluten, Zahnfleischentzündung geschwürig, Zittern altersbedingt.
Plumbum	Bauchschmerzen, Bauch ist hart und eingezogen, Verstopfung, Kot bleibt im After stecken. Kippfenstersyndrom: Muskelschädigung, Schädigung des Rückenmarks, Schädigung von Blutgefäßen.

Podophyllum	Aufgetriebener Bauch, Durchfall schwallartig, schwallartige Entleerungen, stinkender Kot, reichlicher Kotabsatz.
Psorinum	Aussehen ungepflegt, schmutzig, Ekzem, Ekzem am Körper, Ekzem hinter den Ohren, Haarkleid glanzlos, Hautschuppen, Juckreiz an Körper, Ohren, Ohrmilben, exzessives Kratzen, Ohrschmalz stinkend-eitrig.
Pulsatilla	Angst und Schüchternheit, Augen jucken, Augen sondern dickes gelbes Sekret ab, Augen verklebt und entzündet, Außenohrentzündung, gelbliche Substanz, Außenohrentzündung, Ohrgeruch, Bindehautentzündung, Blasenentzündung, Blasenprobleme akut und chronisch, Eifersucht, drängt dazwischen, häufiger Harndrang, Katze sanft und lieb, Katze schüchtern und freundlich, Katzenschnupfen, Krusten an der Nase gelbgrün, Nase verstopft, Nasensekret gelb und zäh, Schnupfen, Urinieren.
Pyrogenium	Absonderungen riechen nach faulem Fleisch, Abszess nach Wundinfektion, starke Entzündung, Fieber, Mundgeruch nach faulem Fleisch, Ruhelosigkeit, starke Schwellung, Zahnfleisch dunkel verfärbt, Zahnfleischentzündung blutig, Zahnwurzelvereiterung mit offenem Abszess, Zahnwurzelvereiterung, starke Entzündung und Eiter.
Rhododendron	Angst bevor Gewitter kommt, Angst bei Sturm, Angst bei Wind.
Rhus toxicodendron	Arthrose, Katze läuft sich ein, Ekzem heftig juckend, Haut geschwollen, Schuppenbildung, Verschlechterung bei nassem, kaltem Wetter, Verschlechterung nachts, Zerrung, Katze läuft sich ein.

Sepia	Blasenentzündung chronisch, Fell stumpf, Haare brüchig, Haarausfall durch hormonelle Probleme, Harn geht im Schlaf ab, Harninkontinenz, Haut schuppig, Hautpilz, Kahlstellen rund, Scheidenentzündung, Unsauberkeit aufgrund von Stress, Urin enthält rotes Sediment.
Silicea	Analbeutelverstopfung. Außenohrentzündung: dünne Absonderungen, übel riechender Ausfluss, weiße Schuppen am Ohrrand. Fell dünn und rau, Haarausfall, Hornhauttrübung, Hornhautverletzung, Hornhautvernarbung, Impfabszess, Impfschaden mit lokaler Schwellung, Krallen schlecht, Linsentrübung, Star, Schlittenfahren, Afterjucken, Tränengang geschwollen, Tränenkanal verstopft, Zahnfleischeiterung, Zahnwurzelvereiterung, Eiterbeule sichtbar, Zeckenstich, Kopf oder Teile der Zecke stecken noch.
Solidago	Harnabsatz schwierig Harnsteine, Nierenentzündung akut und chronisch, Nierengegend schmerzhaft, Rückenschmerzen, Urin blutig, schleimig, Urin mit Sediment oder Sand, Urin trüb und übel riechend, kein oder wenig Urin.
Staphisagria	Berührungsempfindlichkeit, Hysterie, Ekzem durch Läusebefall, Harninkontinenz nach Kastration, Karies – Zerfall beginnt an den Zahnrändern, psychische Folgen der Kastration, stark juckende Krusten, Läusebefall, Risswunden, Schnittwunden, Unsauberkeit als Folge von Kränkung, Zähne haben schwarze Streifen.
Stramonium	Aggressivität, Aggressivität aus Angst, Angst vor der Dunkelheit, Gewalt, Reizbarkeit, Unsauberkeit aus Angst, Zerstörungswut.

Strophantus	Asthma, Atemnot, Bauchwassersucht, Herzklappenprobleme, Herzmuskelprobleme, Herzschlag schnell und schwach, Herzschwäche, Wasser in den Gliedmaßen.
Sulfur	Großer Appetit, Brennreiz, akutes Ekzem, chronisches Ekzem, struppiges Fell, Fettleibigkeit, runde und scharf begrenzte haarlose Stellen, Haut aufgekratzt und wund, Haut gereizt, Haut rötlich, Haut schuppig, Haut strahlt Wärme aus, Haut unrein, Haut verkrustet, Hautparasiten, Hautpilz, Juckreiz, Katze faul, Kratzanfälle, Ohrmilben, altersbedingte Stoffwechselstörungen.
Tartarus stibiatus	Schleimig-rasselnde Atemgeräusche, Atemnot, Bronchitis, Schleim kann nicht ausgehustet werden, starke Schleimproduktion.
Tellurium metallicum	Kreisrunder Haarausfall, Hautpilz, Hautpilz am Kopf, Hautpilz an den Ohren.
Thuja	Hautsymptome, Impffolgen, allergische Impfreaktion, Impfschäden.
Uranium nitricum	Starke Abmagerung, Diabetes, Erbrechen, Harninkontinenz, Haut trocken, Heißhunger, Schleimhäute trocken, uriniert häufig und viel.
Urtica urens	Harnabsatz ist unangenehm, allergische Nesselsucht, Urin enthält Harngrieß, Urin enthält Sand, große Mengen Urin.
Veratrum album	Brechdurchfall, Krämpfe, wässrig sprudelnder Durchfall, Entkräftung, Erbrechen von allem, was die Katze zu sich nimmt, Kreislaufkollaps, Kreislaufprobleme, Kreislaufschwäche.
Zincum metallicum	Geräuschempfindlichkeit, Nervosität, Stress, Unruhe.

Die einzelnen Bachblüten und deren Anwendung

Edward Bach teilte die Bachblüten anhand der Gemütszustände in sieben Gruppen ein. Die numerische Bezeichnung in der ersten Spalte gibt die alphabetische Reihenfolge der Blüten an.

▷ Blüten der Angst

Nr.	Bachblüte	
2	Aspen	Ängste ohne ersichtlichen Grund, allgemein ängstliche Katzen, Zittern und Nervosität vor Angst, Angst beim Autofahren, Katze miaut ständig, Erbrechen beim Autofahren, chronische Darmerkrankungen, Durchfall.
6	Cherry Plum	Unbeherrschte und unkontrollierte Ausbrüche, Wutausbrüche, Aggressionen, unterdrückte Ängste, Magenkrämpfe.
20	Mimulus	Konkrete Ängste vor bestimmten Personen oder Ereignissen, Angst vor Gewitter, Donner, Silvesterfeuerwerk, Angst vor der Dunkelheit, Angst vor Artgenossen.
25	Red Chestnut	Unruhezustände als Folge von zu viel Stress, Überfürsorglichkeit, übertriebenes Beschützerverhalten zum Beispiel gegenüber den eigenen Jungtieren, seltene Blüte bei Katzen.
26	Rock Rose	Große Angst, Panikattacken, Angst und Panik in konkreten Situationen (Gewitter, Auto, Silvester), Schock, auch körperlich.

▷ Blüten der Unsicherheit

Nr.	Bachblüte	
5	Cerato	Unsichere Tiere, die wenig Selbstvertrauen haben, unsicheres Verhalten gegenüber Artgenossen, Katzen zeigen keinen Jagdtrieb.
12	Gentian	Unsichere und sehr sensible Tiere, verkraften negative Erlebnisse sehr schlecht, Depression und Trauer durch Verlust oder Trennung.
13	Gorse	Apathische und resignierte Tiere, haben sich selbst aufgegeben, kranke und teilnahmslose Katzen, Unsauberkeit durch Krankheit.
17	Hornbeam	Schwache und erschöpfte Tiere, Altersschwäche.
28	Scleranthus	Unsichere und unausgeglichenen Katzen, neigen zu extremen Stimmungsschwankungen, Erbrechen und Schwindel beim Autofahren, hektische Katzen.
36	Wild Oat	Unzufriedene und gelangweilte Katzen, Zerstörungswut durch Langeweile und Unsicherheit.

▷ Blüten der Interesselosigkeit an der Gegenwart

Nr.	Bachblüte	
7	Chestnut Bud	Unaufmerksame und unkonzentrierte Katzen, Unsauberkeit, weil sie vergessen, das Katzenklo zu benutzen.
9	Clematis	Interesselosigkeit an der Umgebung, Teilnahmslosigkeit, Apathie, Trägheit, überhöhtes Schlafbedürfnis, verfrühte Alterung.

16	Honeysuckle	Kleinste Veränderungen bringen die Katze aus ihrem Gleichgewicht, Depression, Apathie, Interesselosigkeit, Verweigerung von Futter, Rückzug, Verlust, Trauer, Umzug, Veränderungen, Heimweh.
21	Mustard	Traurige, niedergeschlagene Katzen, Depression (ohne besonderen Grund), Interesselosigkeit an der Umwelt, Autoaggression und Selbstverstümmelung.
23	Olive	Kraftlose Katzen, Altersschwäche, die Katzen schlafen viel, sind müde und verbraucht, Appetitlosigkeit, Lebererkrankungen, Nierenerkrankungen, Herzschwäche.
35	White Chestnut	Innere Anspannung, innere Unruhe äußert sich durch angespannte Körperhaltung und Abwesenheit.
37	Wild Rose	Teilnahmslosigkeit und Resignation, sehr alte oder kranke Tiere, mangelnde Lebensenergie, Verweigerung von Fressen und Trinken.

▷ Blüten der Einsamkeit und Isolation

Nr.	Bachblüte	
14	Heather	Aufdringliche und überanhängliche Katzen, Zerstörungswut bei Nichtbeachtung, Selbstverstümmelung bei Nichtbeachtung, Herzbeschwerden im Alter, Hautprobleme im Alter.
18	Impatiens	Unruhige und hektische Tiere, Hyperaktivität und Reizbarkeit, Durchfall, Gastritis.
34	Water Violet	Extreme, selbstbewusste Einzelgänger, Aggressivität gegenüber Artgenossen, suchen keinen Kontakt, Probleme bei Familienzuwachs.

▷ Blüten der Überempfindlichkeit gegenüber Einflüssen von Außen

Nr.	Bachblüte	
1	Agrimony	Ruhige und harmoniesüchtige Tiere, Disharmonien bringen sie aus dem Gleichgewicht.
4	Centaury	Gutmütige und freundliche Katzen, lassen sich alles gefallen, Neigung zu Parasitenbefall, Neigung zu Infektionskrankheiten, Allergie, Immunschwäche.
15	Holly	Wütende und aggressive Katzen, Angriffslust, Zerstörungswut, Eifersucht, Protestpinkeln, Schmerzen (dadurch aggressiv), akute allergische Reaktion.
33	Walnut	Unsicherheit und Desorientierung bei Veränderungen, Unsicherheit durch nachlassende Sinne, Stress durch Veränderungen wird besser verkraftet, erleichtert den Übergang im Sterbeprozess.

▷ Blüten der Mutlosigkeit und Verzweiflung

Nr.	Bachblüte	
10	Crab Apple	Übertriebenes Reinlichkeitsverhalten, Putzzwang, Leckzwang, Unsauberkeit, weil Katzenklo nicht sauber ist, Juckreiz, Hautpilz, Haarausfall, Leckekzem, Parasiten, Vergiftungen.
11	Elm	Schnelle Erschöpfung, eigentlich lebhafte Katzen sind lustlos und liegen nur noch herum, Herzrhythmusstörungen.
19	Larch	Schüchterne und zurückhaltende Katzen, unsichere Katzen, reagieren mit Rückzug und lassen sich schnell einschüchtern, lassen sich durch kleine Veränderungen sofort verunsichern.

22	Oak	Erschöpfung durch Überforderung (z.B. Katzen, die eine weite Entfernung zurück gelegt haben, um nach Hause zu kommen), Altersstarrsinn, Erschöpfung im Alter, Arthrose und Steifheit der Gelenke.
24	Pine	Unterwürfige Katzen, werden von Artgenossen angegriffen und tyrannisiert, ängstliche Katzen, Unsauberkeit durch Unsicherheit und Unterdrückung.
29	Star of Bethlehem	Traurige und traumatisierte Tiere, Verlust der Bezugsperson, Trauer, Apathie, Schockerlebnis, Unsauberkeit durch traumatisierendes Erlebnis.
30	Sweet Chestnut	Apathie und Erschöpfung nach langer Leidensgeschichte, die Tiere haben sich völlig aufgegeben.
38	Willow	Misstrauische und schlecht gelaunte Katzen, nehmen alles übel und sind leicht beleidigt, reagieren bei Abwesenheit des Besitzers beleidigt.

▷ Blüten der Übertreibung

Nr.	Bachblüte	
3	Beech	Selbstbewusste und aggressive Katzen, greifen ohne Vorwarnung an, streitsüchtig, Zerstörungswut, Protestpinkeln, Autoaggression, wenn den Katzen etwas nicht passt, Allergie.
8	Chicory	Die Katze will im Mittelpunkt der Aufmerksamkeit stehen, sie ist fordernd und aufdringlich, Zerstörungswut und Unsauberkeit aus Protest bei Nichtbeachtung.
27	Rock Water	Katzen zeigen Starrheit in ihrem Verhalten, Altersstarrsinn, steife Bewegungen, Arthrose, Gelenkbeschwerden.

31	**Vervain**	Hyperaktive und sehr aufmerksame Katzen, fleißige Jäger, denen nichts entgeht, stehen ständig unter Spannung.
32	**Vine**	Sehr dominante Katzen, Aggressivität, um etwas durchzusetzen, kleine Tyrannen.

▷ Rescue Remedy

Nr. 39	**enthaltene Bachblüten**	
	Cherry Plum	Notfallmischung, Schock, Unfall, Panik, Angst, Bewusstlosigkeit, Kreislaufkollaps, Vergiftung, Wunden, Blutungen, Schmerzen, Angst und Panik beim Autofahren, Erbrechen beim Autofahren. Salbe: Juckreiz, Kahlstellen, aufgekratzte Stellen, Ekzeme, Insektenstiche.
	Clematis	
	Impatiens	
	Rock Rose	
	Star of Bethlehem	

Meine Katzenapotheke

▷ Wo gibt es homöopathische Mittel und Bachblüten?

Homöopathische Arzneimittel unterliegen der Apothekenpflicht. Sie erhalten die Mittel für Ihre Katzenapotheke deshalb nur in der Apotheke. Manche Apotheken sind auf bestimmte Mittel und Potenzen spezialisiert (siehe Bezugsquellen).
Die rechtliche Stellung von Bachblütenessenzen, -mischungen und -globuli ist unterschiedlich und war über längere Zeit sehr unklar. Bachblütenessenzen, -mischungen und -globuli erhalten Sie sowohl in der Apotheke als auch als frei verkäufliche Nahrungsergänzungen zum Beispiel in Katzenshops, Futterläden oder über andere Vertriebswege.

▷ Wo bewahre ich die Mittel auf?

Auch homöopathische Mittel sind Arzneimittel. Sie sind deshalb **unzugänglich** für Kinder und Tiere aufzubewahren. Homöopathische Mittel sollten **kühl** und **trocken** gelagert werden. Eine Aufbewahrung im Kühlschrank ist nicht notwendig. Alle homöopathischen Arzneimittel sollten weder starker Hitze noch Temperaturen unter 0 °C ausgesetzt werden. Homöopathische Mittel dürfen nicht der prallen Sonne ausgesetzt werden und nicht in der Nähe von Strahlungsquellen oder elektronischen oder elektromagnetischen Feldern gelagert werden (also z.B. nicht auf der Mikrowelle, neben dem Handy ...). Genau das Gleiche gilt für die Aufbewahrung von Bachblütenessenzen, Globuli oder Mischungen – auch wenn es rein rechtlich keine Arzneimittel sind. Am besten aufgehoben ist Ihre komplette Katzenapotheke in einem Arzneischrank. Dann haben Sie einen guten Aufbewahrungsort und jederzeit den Überblick über die verfügbaren Mittel.

▷ Checkliste „gesunde Katze"

Körpertemperatur	38,0 bis 39,3 °C; Jungtiere bis 39,5 °C
Puls	80 bis 140 Schläge pro Minute
Atemfrequenz	20 bis 40 Atemzüge pro Minute

Service

▷ Bezugsquellen

- Deutsche Homöopathie Union Karlsruhe
  www.dhu.de

- Weleda AG Schwäbisch Gmünd
  www.weleda.de

- Odilien-Apotheke Eschweiler
  www.odilien-apotheke.de
  Spezialität: Nosoden

- Markt Apotheke Greußen
  www.sanavit.de
  Spezialität: kleine Mengen

- Gudjons Apotheke Stadtbergen
  www.gudjons-apotheke.de
  Spezialität: C- und Q-Potenzen

- ARCANA Arzneimittel-Herstellung
  www.arcana.de
  Spezialität: Q-Potenzen

- SANUM-KEHLBECK GmbH & Co.KG
  Hasseler Steinweg 9–12
  27318 Hoya
  www.sanum.com

- Biologische Heilmittel Heel GmbH
  Dr. Reckeweg-Straße 2–4
  76532 Baden-Baden
  www.heel.de

- Biokanol Pharma GmbH
  Kehler Str. 7
  76437 Rastatt
  www.biokanol.de

Hinweis
Der Verlag Eugen Ulmer ist nicht verantwortlich für die Inhalte der im Buch genannten Websites.

▷ Zum Weiterlesen

Götz, E.-M.: Wohnen mit Katze. Ulmer, 2006

Hüsemann, L.: Spiel und Spaß mit Katzen. Ulmer, 2009

Huhn, A.: Katzenkrankheiten. Ulmer, 2005

Landwerth, L., Rohrbach, J.: Wohnungskatzen. Ulmer, 2011

Tabor, R.: Die Sprache der Katzen. Ulmer, 2006

▷ Stichwortverzeichnis

Über die Autorin

Simone Specht ist erfahrene Tierheilpraktikerin und führt eine eigene Naturheilpraxis für Tiere im Raum Ulm-Stuttgart: www.tier-naturheilpraxis.de

In diesem Buch sind die Namen von Medikamenten, die zugleich eingetragene Warenzeichen sind, als solche nicht besonders kenntlich gemacht. Es kann also aus der Bezeichnung der Ware mit dem für diese eingetragenen Warenzeichen nicht geschlossen werden, dass die Bezeichnung ein freier Warenname ist.
Die Markennamen wurden nur beispielhaft aufgeführt. Hinsichtlich der in diesem Buch angegebenen Dosierungen von Medikamenten usw. wurde die größtmögliche Sorgfalt beachtet. Gleichwohl werden die Leser aufgefordert, die entsprechenden Beipackzettel der Hersteller zur Kontrolle heranzuziehen.
Die beispielhafte Auflistung von Medikamenten bzw. Wirkstoffen ist kein Beweis dafür, dass diese in Deutschland zugelassen sind. Der behandelnde Tierarzt ist aufgefordert, die jeweilige (Zulassungs-)Situation zu überprüfen.
Die in diesem Buch enthaltenen Empfehlungen und Angaben sind von der Autorin mit größter Sorgfalt zusammengestellt und geprüft worden. Eine Garantie für die Richtigkeit der Angaben kann aber nicht gegeben werden. Autorin und Verlag übernahmen keinerlei Haftung für Schäden und Unfälle. Bitte setzen Sie bei der Anwendung der in diesem Buch enthaltenen Empfehlungen Ihr persönliches Urteilsvermögen ein.

Bibliografische Information der Deutschen Nationalbibliothek
Die Deutsche Nationalbibliothek verzeichnet diese Publikation in der Deutschen Nationalbibliografie; detaillierte bibliografische Daten sind im Internet über http://dnb.d-nb.de abrufbar.

Das Werk einschließlich aller seiner Teile ist urheberrechtlich geschützt. Jede Verwertung außerhalb der engen Grenzen des Urheberrechtsgesetzes ist ohne Zustimmung des Verlages unzulässig und strafbar. Das gilt insbesondere für Vervielfältigungen, Übersetzungen, Mikroverfilmungen und die Einspeicherung und Verarbeitung in elektronischen Systemen.

© 2012 Eugen Ulmer KG
Wollgrasweg 41, 70599 Stuttgart (Hohenheim)
E-Mail: info@ulmer.de
Internet: www.ulmer.de

Titelfoto: Zoonar/Fotofeeling
Lektorat: Antje Springorum
Herstellung: Ulla Stammel
Umschlagentwurf: Freiraum K, Karen Neumeister, Stuttgart
Satz: DOPPELPUNKT, Stuttgart
Druck und Bindung: Freiburger Graphische Betriebe, Freiburg
Printed in Germany

ISBN 978-3-8001-7530-7